SOUVENIRS

D'UNE

EXCURSION ARCHÉOLOGIQUE

EN ESPAGNE

PAR

Ulysse CHEVALIER

chan. hon.

CORRESPONDANT DE L'INSTITUT

———

Extrait de « *l'Université Catholique* »

REVUE MENSUELLE DES FACULTÉS CATHOLIQUES DE LYON

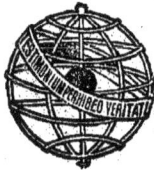

LYON

IMPRIMERIE ET LIBRAIRIE EMMANUEL VITTE

30, RUE CONDÉ, ET PLACE BELLECOUR, 3 ET 5

1892

(10)

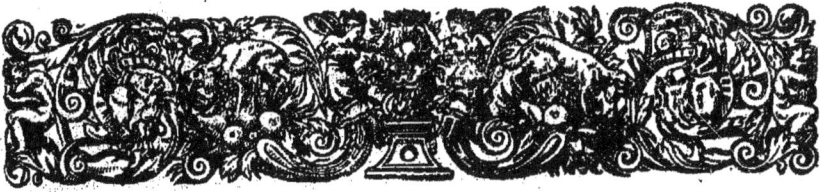

SOUVENIRS

D'UNE

EXCURSION ARCHÉOLOGIQUE

EN ESPAGNE

Au mois de juin dernier, M. le chanoine Fernand Pottier, président de la Société archéologique de Tarn-et-Garonne, voulait bien me convier aux noces d'argent de cette savante compagnie, fondée par lui le 26 novembre 1866. Le programme était aussi attrayant que varié. Après la réception des délégués des sociétés savantes au château de Montauriol (faubourg du Moustier), visite à Montauban des monuments de la ville, des musées et de l'exposition rétrospective et contemporaine des beaux-arts ; le soir, séance publique dans la grande salle de l'hôtel-de-ville : discours, poésies, projections de monuments et, comme intermèdes, auditions de musique ancienne. Le lendemain, excursion à Moissac, visite de son église mérovingienne de St-Martin et de son admirable abbaye de St-Pierre ; arrêt devant St-Nicolas-de-la-Grave, construit par Richard Cœur-de-Lion, déjeuner au beau château de St-Roch et retour par Castelsarrasin. Mes devoirs professionnels aux facultés de Lyon ne me permirent malheureusement pas de me ren-

dre à ces fêtes, qui dépassèrent en éclat tout ce qu'on avait
osé espérer. A leur issue, le délégué du ministère de l'instruction publique plaça sur la poitrine de M. Pottier les
palmes académiques : c'était la récompense tardive d'un
quart de siècle de dévouement à la science.

Comme organisateur M. le chanoine Pottier a un talent
incomparable ; par son fait, la société de Montauban a con-
tracté l'habitude de faire chaque année deux excursions
archéologiques, l'une au printemps, l'autre à l'automne.
De nos jours, où les pérégrinations de tout genre sont si
fort à la mode, je crois le fait unique en France parmi les
sociétés savantes. Cette « bonne coutume » se maintient
dans le Tarn-et-Garonne, grâce aux manières toujours pré-
venantes du président, à l'aménité de son caractère et à ses
connaissances variées. Chaque nouveau voyage est annoncé
par une circulaire : M. Pottier excelle dans ce genre de lit-
térature. Après avoir ainsi visité une partie du Midi, on
s'est un jour décidé à franchir les frontières de la France :
c'était en automne 1888. On parcourut toute l'Italie, de
Turin à Pompéi, en passant par Milan, Pavie, Vérone,
Venise, Padoue, Ravenne, Lorette, Pérouse, Assise, Rome
et Naples ; au retour, Pise, Gênes, etc. Il faut lire le récit,
plein d'humour, consigné dans les Procès-verbaux de la
société (1) : on ne peut lui reprocher que sa brièveté. Quoi-
que très chargé, le programme avait « été suivi dans toute
son intégrité ; partout la Société avait été bien accueillie
et toutes les portes s'étaient ouvertes devant elle ». Ce
voyage avait laissé un trop délicieux souvenir pour que la
tentation ne vînt pas de renouveler l'expérience. On jeta
cette fois le dévolu sur une contrée à la fois plus neuve et
plus proche. Bien qu'antérieure au projet de fêter le 25e anniversaire de la fondation de la société, l'idée d'une excursion au pays de Cervantes en parut le complément nécessaire ; il était naturel de le terminer par un « voyage de
noces ». Vers la mi-août je recevais la circulaire suivante :

_____

(1) *Bulletin archéolog. et histor. de la soc. de Tarn-et-Garonne,*
t. XVI, p. 323-5.

« Monsieur et cher Confrère,

« S'il plaît à Dieu, le 18 septembre nous prendrons l'un des « chemins de saint Jacques ».

« Après avoir franchi les Alpes en 1888, la Société archéologique de Tarn-et-Garonne ira, au delà des Pyrénées, interroger et saluer la noble Espagne, étudier les incomparables monuments des deux Castilles, de l'Estramadure, de l'Andalousie, de Grenade et de l'Aragon.

« Il est dans une pérégrination sur le sol où dix-huit royaumes vécurent des jours héroïques, des enchantements prévus et aussi des surprises inattendues. L'art, manifesté sous toutes les formes, inspiré par des croyances diverses, en tient en réserve ; la nature elle-même en est prodigue. Quelles brusques oppositions entre la *sierra* neigeuse et le paysage d'Orient, la roche dépouillée et sauvage, les *steppes* pierreuses et les vallées fertiles et riantes !

« Dans ce cadre, aux beautés parfois singulières, sous l'azur d'un ciel limpide, s'élèvent encore les forteresses et les palais de tant de dynasties renversées, et s'abritent, eux aussi, derrière des remparts, les édifices religieux. Il a fallu au pays des Maures nombre de mosquées ; à la catholique Espagne monastères et cathédrales. Les églises surtout renferment des richesses ; ainsi l'a voulu la foi ardente et généreuse de la nation espagnole.

« Ce peuple, trois fois conquis, jamais subjugué, nous recevra sans armes ; croyant et chevaleresque, il est aimable et poli ; la race des lettrés et des artistes n'est point éteinte ; facilement, auprès de lui, on se souvient du Cid, de Cervantes, de Murillo, de Velasquez.

« Ce n'est point le bâton du touriste à la main que des archéologues peuvent faire un voyage de vingt-deux jours à travers la péninsule Ibérique. La vapeur nous portera . . . . »

Suivent, en deux pages, les « attractions » particulières à chacune des villes comprises dans l'itinéraire.

Le soir même emportait mon adhésion à M. Pottier. J'étais sous le poids d'un impérieux besoin de repos : *Otiare quo melius labores.* Un voyage en Espagne figurait depuis longtemps parmi mes desiderata. Pouvais-je rencontrer une meilleure occasion? Le programme comprenait exclusivement des villes épiscopales. Je pressentais d'instinct qu'indépendamment de ses riches archives locales, qui ne pouvaient me tenter, la péninsule Ibérique devait recéler des Bréviaires et des Missels inconnus, dont le dépouillement augmenterait le supplément à mon *Repertorium hymnologicum* (1).

Le 18 septembre, jour assigné au rendez-vous, j'arrivais de grand matin à **Toulouse**. La gracieuse hospitalité des professeurs du Grand Séminaire me remettait vite des fatigues du début. Leur bibliothèque me ménageait une première découverte, qui me faisait bien augurer de la suite du voyage. Dans son *Explication... des cérémonies de la Messe*, LE BRUN avait mentionné à deux reprises (2) un Missel de Toulouse imprimé en 1490, dont M. WEALE n'a pu signaler aucun exemplaire (3). Celui que je vais décrire est imprimé sur vélin fort, en caractères gothiques sur deux colonnes, 34 lignes à la page. Le format est in-4°; la

---

(1) Cf. DEVAUX (A.), *De l'Hymnologie latine*, dans *l'Univers. cathol.* (1890), t. III, p. 225-49.

(2) Paris, 1818, in-8°, t. I, pp. 301 et 446.

(3) *Bibliographia liturgica. Catalogus Missalium ritus Latini ab anno M.CCCC.LXXV. impressorum*, collegit W. H. Iacobus WEALE; Londini, Quaritch, 1886, in-8° de xij-296 p. Ce petit volume donne en partie satisfaction à cette note insérée par BRUNET dans la dernière édition de son *Manuel du libraire et de l'amateur de livres :* « Comme tous les vieux livres de liturgie sont aujourd'hui fort recherchés, et se payent même assez cher, il serait utile que quelqu'un en donnât un catalogue raisonné aussi complet que possible ; mais pour qu'un pareil travail eût une véritable valeur bibliographique, il faudrait que celui qui aurait le courage de l'entreprendre pût, autant que possible, avoir sous les yeux la plus grande partie des livres qu'il décrirait » (t. III, c. 1774). — M. Weale promettait de donner, dans le courant d'une année, un catalogue similaire des Bréviaires et, plus tard, deux autres volumes sur les Offices propres, les Rituels et Cérémoniaux. De tout ceci, il n'a paru jusqu'ici qu'un spécimen : *Bibliographia liturgica. Breviaria*, dans *The Ecclesiologist, notes and queries on Christian antiquities*, petite revue qui succédait (London, 1888) à trente-cinq ans de distance à une autre publiée sous le même titre ; je ne sache pas que la nouvelle ait été poursuivie au delà du 3e numéro : le dernier Bréviaire décrit est celui de Mirepoix.

justification a 235 millim. de haut sur 145 de large. Le
recto du 1ᵉʳ feuillet est blanc ; au verso se lit une longue
préface de l'archevêque Pierre de Lion, datée de Toulouse
le jour même de l'achèvement de l'impression ; je la re-
produirai (1) un jour dans un *Corpus* de documents pour
servir à l'histoire des liturgies de l'Occident (2). Au fᵒ suivant : « Hec sunt festa tocius anni et que habent vigilias
(… intus villam et extra) ». Suit le calendrier ; en tout 8
feuillets, à la signature ✚. En tête du dimanche de l'Avent :
*Incipit liber missalis secundum usum ecclesie metropolitane
Sancti Stephani Tholose.* Les cahiers sont divisés en six sé-
ries : CLXXX ff. depuis Ad te levavi jusqu'au Te igitur exclusivement ; 5 ff. non chiffrés pour le reste de la messe (17 longues lignes à la page) ; 32 ff. pour les messes de dévotion ;
LXX ff. pour le Propre des saints ; XVII pour leur Commun.
Au verso du dernier se lit le colophon : « Liber missalis ad
vsum ecclesie | metropolitane sancti Stepha-|ni Tholose Jm-
pressum per ma-|gistrum Stephanum kleblat. | Ad laudem
dei eiusque inteme-|rate matris marie virginis : nec|non diui
Stephani prothomar | tyris feliciter explicit. Anno | natalis
domini M. CCCC. LXXXX. Die | vero. xxiiij. mensis Julii » (3).
Au-dessous la marque de l'imprimeur Estevan Cléblat, puis
7 lignes donnant la clef de la Tabula sancturalis, qui

---

(1) On la trouve in extenso dans les *Recherches historiques sur la
liturgie en général et celle du diocèse de Toulouse en particulier*, par
l'abbé A. SALVAN ; Toulouse, 1850, in-8ᵒ, 208 p.

(2) Un anglais, M. Beriah BOTFIELD a eu l'excellente idée de réim-
primer les *Præfationes et Epistolæ editionibus auctorum veterum
præpositæ* (le titre anglais est plus explicite : *Prefaces to the first
editions of the Greek and Roman classics, and the Sacred Scriptures*) ;
Cantabrigiæ, 1861, in-4ᵒ de LXXVj-674 p. On a calculé que la réunion
des ouvrages auxquels il avait emprunté cet intéressant chapitre
d'histoire littéraire représenterait une valeur d'environ 250,000 fr.
Pareille pensée au sujet des auteurs chrétiens n'est encore venue à
personne : j'y songeais étant séminariste. Je compte la réaliser pour
les Bréviaires et Missels en appelant à mon secours la photographie.

(3) Le Dʳ DESBARREAUX-BERNARD a eu le tort d'omettre ce colophon
dans la description de ce Missel qu'il a jointe au *Catalogue des incu-
nables de la bibliothèque de Toulouse* (Toulouse, 1878, in-8ᵒ, p. 146-9) ;
il ne donne au volume que 308 feuillets, tandis que M. Léonce Couture en a compté 316.

occupe les 4 ff. suivants ; il manque un dernier f. qui devait renfermer les mois d'octobre, novembre et décembre.

La même bibliothèque conserve une petite collection de Bréviaires gallicans qu'on trouve facilement, le *Proprium sanctorum ecclesiæ aubatialis Sancti Saturnini* [St-Sernin de Toulouse] (Carcassi, 1778, in-8°); les *Officia Propria* d'Aix (1810), du Séminaire métropolitain St-Irénée de Lyon (1841), de Toulouse (1724, 1744, 1750) et un supplément au Bréviaire de Paris (1824).

Dans la matinée, j'ai le plaisir de faire la connaissance personnelle de mes savants collègues, MM. L. Couture et C. Douais, professeurs à l'institut catholique de Toulouse, qui tiennent si haut le drapeau de la science ecclésiastique dans le Midi.

Le train de Montauban vient d'arriver, amenant une trentaine de membres de la société archéologique de Tarn-et-Garonne. M. le chan. Pottier veut bien me présenter à mes futurs compagnons de voyage, dont l'accueil est très cordial. Nous sommes presque trop nombreux; les profanes sont mêlés aux archéologues de profession : mais la charité confraternelle et l'urbanité française maintiendront jusqu'au retour, par des concessions réciproques, la bonne harmonie.

L'express de Bayonne part à 1 h. 25. Nous saluons au passage Muret, dont le champ de bataille a été naguère, de la part du regretté Henri DELPECH, l'objet d'une étude topographique et historique (1); Tarbes, dont il faudrait visiter l'église de la Sède et celle de St-Jean. Voici Lourdes ! Les membres de notre caravane qui n'ont point encore fait ce pèlerinage ne peuvent se défendre d'une sincère émotion en passant devant la grotte, que signalent aux regards les feux de nombreux cierges. Ils recommandent leur voyage à la Vierge Immaculée : cette prière a été exaucée, car aucun accident fâcheux n'a troublé notre longue pérégrination (2).

---

(1) *La bataille de Muret et la tactique de la cavalerie au xiiie siècle ;* Montpellier, 1878, in-8°, xvj-155 p., 2 plans. — *Un dernier mot sur la bataille de Muret ;* ibid., 1878, in-8°, 17 p., plan.

(2) Aux contempteurs de Notre-Dame de Lourdes il suffit de conseiller la lecture de *Lourdes, histoire médicale,* par le docteur

Arrêt à Pau: de la gare on nous signale les curiosités, le château d'Henri IV et ses souvenirs. Arrivée à **Bayonne** après 9 h.; séjour de nuit à l'hôtel de la Paix et dans ceux d'alentour. Départ le lendemain, à 4 h. 53, pour l'Espagne. Au delà de la frontière, peu de jours auparavant, le même express, venant en sens contraire, a été dévalisé par des brigands. Est-ce depuis lors que deux gendarmes accompagnent chaque train dans les pays montagneux: leur mine est plus bienveillante que martiale ; ils prouvèrent en chemin qu'ils n'étaient point fins limiers de police.

La première gare espagnole est Irun, où s'opèrent le transbordement sur le train de la compagnie du *Norte*, à voie plus large, et la visite, assez bénigne, des colis par la douane; on échange son or français contre... du papier espagnol, avec bénéfice de 6,40 % ; il sera de 7,50 à Madrid. C'est vraiment dommage que notre itinéraire ne comporte pas d'arrêt à Saint-Sébastien. La Reine s'y trouve en villégiature: le consul de France nous aurait certainement obtenu l'audience qui nous était promise à Madrid ; nous regrettons de ne pouvoir visiter les églises de Santa Maria et de San Vicente, pour ne rien dire du reste de la ville, qui prend un développement considérable.

C'est à Beasaïn que commence l'ascension des Pyrénées; d'ici à Zumarraga, sur 13 kilom. 1/2, on ne compte pas

---

BOISSARIE (Paris, 1891, in-12, x-458 p.), qui a ébranlé de bien fortes têtes d'incrédules ; et la méditation de ces lignes écrites par un de nos adversaires les plus décidés, M. Jean SCHEER, au sortir de Notre-Dame des Ermites (Suisse): « La méchante critique voulut s'éveiller en moi quand j'étais devant la sainte chapelle et que je contemplais les fidèles agenouillés autour de moi. Mais le fait incontestable que des centaines de milliers, des millions même de personnes viennent accablées de fatigues et de chagrins s'agenouiller devant cette chapelle privilégiée, confient leurs peines à la Mère de Dieu, et s'en retournent soulagées, consolées et peut-être aussi améliorées, n'est-il pas un grand et véritable miracle? Ces pauvres d'esprit ne sont-ils pas, au point de vue humain et moral, bien supérieurs à la populace demi-civilisée et sans aucune éducation des grandes villes, à cette populace qui n'a plus qu'une croyance, celle au dogme brutal du matérialisme: *l'homme n'est qu'un animal*, et qui en conclut qu'elle peut et doit se conduire comme l'animal? MM. les matérialistes n'ont pas la moindre idée de ce qui se passe dans l'âme du peuple...... »

moins de neuf tunnels. A Vitoria, nous avons atteint 528 mètres d'altitude ; la collégiale de Santa Maria, dans la ville haute, date du milieu du xiie siècle ; c'est à San Miguel qu'on conserve le *glaive victorien*, sur lequel le syndic prêtait serment. A Miranda de Ebro, où nous déjeunons, on pénètre dans la Nouvelle-Castille. Entre Santa Olalla et Quintanapella on atteint, à la suite de quatre tunnels, le faîte de la Brujula (965 mètres), montagne absolument dépouillée, comme nous en rencontrerons tant d'autres.

L'express joint **Burgos** après l'heure réglementaire (1). A la gare nous trouvons un délégué de l'alcade, qui nous servira d'interprète pendant notre séjour. Pour entrer en ville, on passe sous l'*arco* ou porte de Santa Maria, le plus ancien monument de la cité. A peine installés à la *fonda* (hôtel) Monin, plusieurs membres se rendent à la cathédrale, pour en contempler l'extérieur sous les feux du soleil couchant. Le regard éprouve une sorte de volupté à suivre les grandes lignes de cette magnifique création de l'art ogival. En contemplant la surprenante conservation des innombrables sculptures de la façade, légères, élancées et d'une incomparable délicatesse, une réflexion saisit l'esprit (la visite du reste de l'Espagne ne fera que la confirmer) : heureux peuple, d'avoir développé et maintenu son unité politique et religieuse, et de s'être ainsi préservé des guerres civiles, dites de religion, qui, sous prétexte de liberté de conscience et d'examen, ont eu pour résultat, en France et en Allemagne, le massacre des prêtres et des religieux, l'incendie et la ruine des églises et des monastères. Quant au moyen employé, il ne me déplaît pas de renvoyer aux *Lettres à un gentilhomme Russe sur l'inquisition Espagnole*, par le comte J. DE MAISTRE (1815). Au xve siècle, avant la chute de Grenade, l'Islamisme et le Judaïsme

---

(1) C'est à peu près la règle en Espagne. La faute en est, ce semble, moins aux mécaniciens, qui n'arrêtent jamais leur machine sur le « point mort », et aux chefs de gare, qui précipitent le départ, qu'à la voie unique sur chaque ligne et au petit nombre de trains, toujours bondés, sans compter les rampes énormes dont il sera de nouveau question.

arrivaient à constituer un état dans la monarchie. « Jamais les grands maux politiques, jamais surtout les attaques violentes portées contre le corps de l'Etat ne peuvent être prévenues ou repoussées que par des moyens pareillement violents.... *Videant consules ne respublica detrimentum capiat*.... Si vous pensez aux sévérités de l'*Inquisition* (1), sans songer à tout ce qu'elles prévinrent, vous cessez de raisonner ». VOLTAIRE avait déjà dit (2) : « Il n'y eut en Espagne, pendant le xvie et le xviie siècles, aucune de ces révolutions sanglantes, de ces conspirations, de ces châtiments cruels qu'on voyait dans les autres cours de l'Europe. Ni le duc de Lerme ni le comte Olivarès ne répandirent le sang de leurs ennemis sur les échafauds. Les rois n'y furent point assassinés comme en France et n'y périrent point par la main du bourreau comme en Angleterre ». « Un vaisseau flotterait sur le sang que les novateurs ont fait répandre ; l'Inquisition n'aurait versé que le leur... Le Saint-Office, avec une soixantaine de procès dans un siècle, nous aurait épargné le spectacle d'un monceau de cadavres qui surpasserait la hauteur des Alpes, et arrêterait le cours du Rhin et du Pô » (3). Si donc l'on met en balance, d'un côté les millions d'individus qui ont péri de mort violente par le fait des protestants, pendant les guerres de religion,

---

(1) Il s'agit ici du tribunal *royal* de l'Inquisition, établi en 1484. On sait que les Papes protestèrent souvent contre ses sévérités. Rome a été de tout temps « le paradis des Juifs ». La congrégation romaine du St-Office, instituée en 1542 seulement, n'a jamais versé une goutte de sang. Il y a six cents ans que les souverains pontifes conçurent un dessein dont notre siècle a cru être l'inventeur, celui du système pénitentiaire. Des deux tribunaux en vigueur, celui de la pénitence chrétienne n'atteignait que les pécheurs apportant spontanément l'aveu de leurs crimes ; les tribunaux civils, avec la force en main, avaient l'inconvénient de ne posséder aucune action sur le cœur des coupables, de les frapper d'une vindicte sans miséricorde. Les Papes voulurent établir un tribunal intermédiaire, qui pût pardonner, engendrer le remords dans le criminel, qui changeât le supplice en pénitence et n'abandonnât ses justiciables au bras séculier qu'à la dernière extrémité.

(2) *Essai sur l'histoire générale*, chap. CLXXVII (t. IV, p. 135).

(3) DE MAISTRE, *Lettres... sur l'inquisition Espagn.*, 1854, pp. 97 et 101.

et des révolutionnaires, durant la Terreur et les guerres qui en furent la suite, de l'autre le nombre relativement restreint (31,912 suivant LLORENTE) de ceux condamnés par l'Inquisition, on conviendra qu'à choisir le moindre entre deux maux, l'Espagne n'a pas payé cher pour être exemptée des dévastations de tout genre dont notre pays a été victime aux XVIᵉ et XVIIIᵉ siècles (1).

Dès le matin du dimanche, nous pénétrons dans l'intérieur de la merveilleuse cathédrale, qui a motivé cette digression. Comme bien d'autres, j'estime que ... *coro* (chœur), planté dans les entrecolonnements de la nef, avec ses lourdes constructions et sa grille massive, a le grave inconvénient « d'interrompre la perspective et de nuire à la solennité des cérémonies du culte » : nous retrouverons cette disposition dans toutes les cathédrales d'Espagne (2). Il est facile de répondre qu'on est ici, non dans une église paroissiale, mais dans celle du chapitre ; il est non moins facile de répliquer que les offices capitulaires de la semaine pourraient avoir lieu dans une grande chapelle, comme on s'y est résigné à Séville par nécessité : la splendeur des cérémonies majeures perd incontestablement au morcellement de l'église. Signalons, pour n'y plus revenir, car on les rencontre partout en Espagne, les orgues avec adjonction de tuyaux horizontaux, qui produisent des effets qu'on demande vainement aux tuyaux verticaux. Dans la *silleria* (chœur), qui ne comprend pas moins de 103 stalles de noyer, avec incrustations en buis, je jette un coup d'œil sur

(1) Il y aurait lieu de dresser la liste des villes, monastères et églises dévastés par les protestants, et de publier intégralement les procès-verbaux (qui existent encore à peu près partout) de ces actes de vandalisme ; on ne pourra jamais répondre par une publication semblable contre les catholiques.

(2) « En entrant dans l'édifice, l'œil cherche comme par instinct au bout de la grande nef ce rayonnement de vitraux, ce ruissellement de lumière colorée qui resplendit dans nos vieilles cathédrales françaises, et semble avec toute une population de saints diaphanes et d'anges éblouissants montrer les splendeurs éternelles au bout des tristesses et des ombres de la vie, figurée par les longues nefs à peine éclairées (André TANDONNET, *Séville, vues et souvenirs*, dans *Revue catholique de Bordeaux*, 1890, t. XII, p. 196).

les livres de chant qui errent sur de colossaux lutrins : l'un d'eux, in-folio maximo en parchemin, date de 1734; un autre porte ce titre : « Liber hymnorum a Franco Perez de Limia, ordinis B. Mariæ virginis de Mercede in Burg. convtu existente, ex commissione.. Raymundi à Campuzano..., fabricæ metropolitanæ præpositi, elaboratus atque typis mandatus, 1770 ». Dans le cloître, sur une inscription de 1457, je note la donation de « tres breviarios en esta claustra ». Après la visite de la *capilla real* (sanctuaire), où reposent plusieurs membres de la maison royale de Castille, de celle *del condestable*, avec le magnifique tombeau du connétable de Castille, Pedro Hernandez de Velasco (+ 1492), et de sa femme Mencia de Mendoza (+ 1500), trois chanoines en habit de chœur procèdent à l'ouverture des trois formidables serrures de la grille qui donne accès dans le trésor de la cathédrale (1), où j'admire particulièrement trente chapes qui ont servi au concile de Bâle. Ce n'est point sans instances que j'obtiens l'accès des archives du chapitre ; je dois ajouter qu'une fois la porte à secrets ouverte, on fut très empressé à me montrer les manuscrits et imprimés suivants :

Bréviaire du xiie siècle ; les hymnes sont réunies sous la

(1) Je noterai ici un détail qui s'est reproduit partout, sauf la variante des circonstances. A peine entrés, un des bons chanoines, le rochet couvert d'une chape à pectoral de velours noir, s'assit sur un caisson antique et alluma une cigarette. Sans éprouver de fanatisme contre le tabac en général et la cigarette en particulier, on a le droit de s'offusquer de cette manie du clergé espagnol de fumer toujours et partout. Dans la sacristie de Santa Maria de l'Alhambra, à Grenade, nous avons lu : « Si prohibe de fumar en la sacristia » ; mais le vieux prêtre, préposé à cette église, nous parut d'une vertu austère. Ce besoin doit être bien inhérent au tempérament, car je l'ai vu satisfaire en des lieux où la crainte de l'incendie en nécessite la privation : ainsi un employé principal de la Bibliothèque nationale de Madrid fumait et déposait sa cigarette à côté de papiers dont la combustion pouvait entraîner la destruction d'inappréciables trésors. Qu'a dû penser l'archiviste municipal de Manrese, D. Leoncio Soler y March, qui me demanda à Barcelone un mot de recommandation pour M. Léop. Delisle, en voyant défendre, à la Bibliothèque nationale de Paris, sous peine d'exclusion, de fumer même dans ce lieu que les Espagnols appellent « retrete ».

rubrique « Him. d'adventus »; aucune qui ne soit commune à toute l'Eglise; il en est autrement de quatre hymnes en l'honneur de s¹ Grégoire le Grand, ajoutées à la fin au xɪɪɪᵉ s. — Capitules et oraisons du Bréviaire, avec calendrier en tête; ms. daté de 1470. — *Epistolæ et Evangelia*; ms. du xɪɪᵉ siècle. — Evangéliaire; ms. in-4° du xɪɪᵉ s., avec cette note finale : « Ex supradictis evangeliis dicatur aliquando unum, aliquando aliud, prout celebranti placuerit, ut ex vicissitudine devotio audientium excitetur ». — *Liber Ildefonsi, Toletane civitatis episcopi, de laude virginitatis Dei Genitricis Marie*; ms. du xɪɪᵉ s. — *Liber orationum ad missas*; ms. du commencement du xɪɪᵉ s. — Martyrologe de l'église de Burgos; ms. grand in-folio du xɪvᵉ s. Le texte est documenté sur les marges ; suivent des chartes et chroniques. Ce vol. m'a paru d'un intérêt majeur pour l'histoire locale. — *Misal* de Burgos ; ms. du xɪɪɪᵉ s., sans proses. — *Missale secundum consuetudinem fratrum Predicatorum*; Hispali, per Meinardum Ungut Alemanum et Stanislaum [Lanzalao] Polonum, socios, 1497 julii 20, in-folio de 18-ʟxxvɪɪɪ-5-xcɪɪ-ʟccxxxvɪ ff. à 2 col. de 40 lig. Proses qu'on retrouve dans le rit Dominicain. — *Missale secundum consuetudinem Burgensis ecclesie*, nunc denuo impressum atque correctum, 1546, in-folio de 10-cccvɪɪɪ ff.; la fin de ce Missel non signalé (ainsi que le précédent) manque et nous prive du colophon.

Pendant que j'achevais mes recherches, la compagnie rendait visite à Mgr. l'archevêque; je lui fus présenté, un instant après, par un docte bénédictin de la congrégation de France, D. Ildephonse Guepin, prieur du monastère de Santo-Domingo de Silos. Sa Grandeur a l'esprit fort cultivé et ne manque pas d'érudition : nous causâmes de saint Béat de Liebana et de son commentaire sur l'Apocalypse, si remarquable par les peintures. Monseigneur parla aussi d'envoyer à notre institut catholique de Lyon un de ses jeunes prêtres, pour y recevoir des leçons de paléographie; il lui réserverait ensuite le premier canonicat vacant et le consacrerait à l'histoire du diocèse de Burgos.

Le chanoine Marques vint déjeuner avec nous; à la fin

du repas, l'alcade, D. Em. Luis Rosas, rendait à la société la visite que le bureau avait eu l'honneur de lui faire dans la matinée. Il porta un toast à l'armée française, représentée ici par un général en retraite, M. Dusan, au prógrès de la religion catholique en France et en Espagne. Ces dernières paroles, lancées d'une voix vibrante, furent couvertes d'applaudissements.

Dans l'après-midi, nous visitons la *Cartuja* (chartreuse) de *Miraflores*, à 4 kilom. de la ville (1). Dans l'église nous admirons l'immense retable, doré avec le premier or venu d'Amérique, et le superbe mausolée en marbre blanc du roi Jean II et de sa femme Isabelle. De là nous filons à l'ouest vers le monastère de *Santa Maria de las Huelgas:* une autorisation de l'archevêque nous permet de franchir la clôture. L'ancienne abbesse, sur l'invitation de l'administrateur royal, ouvre la porte : toute vêtue de blanc, avec une coiffure montante, elle produit l'effet d'une apparition sous ces sombres voûtes. Au milieu de l'église s'élève le mausolée du fondateur du couvent, Alphonse VIII, et de sa femme Eléonore d'Angleterre ; sur les côtés, une vingtaine de tombes royales, parmi lesquelles on ne saurait oublier celle d'Alphonse X le Sage.

Nous quittons Burgos à 5 h. 04 du soir. Les *Officia sanctorum provinciæ ecclesiasticæ Vallisoletanæ* (Vallisoleti, 1888, in-8°), rencontrés ailleurs, ne me consolent pas de ce que j'aurais pu rencontrer dans les deux bibliothèques de Valladolid. Simancas, dont le château renferme les archives générales du royaume, n'est qu'à 11 kilom., sur la route de Zamora. Le directeur, D. Diaz Sanchez, est, paraît-il, d'une grande affabilité. On parle depuis longtemps de transporter ces archives dans les salles vides de l'Escurial, où elles seraient mieux à portée des travailleurs.

Nous arrivons à **Av.** à 1 h. 23 du matin et descendons à l'hôtel *Ingles* (Anglais). A 7 h. quelques prêtres se dirigent vers le couvent de l'Incarnation, tout plein des souvenirs de sainte Thérèse : impossible d'y célébrer la messe,

(1) La presse a parlé de l'émotion d'un vieux religieux, serrant dans ses bras son jeune monarque, au passage de la reine.

l'évêque d'Avila l'interdisant rigoureusement, même pour
le premier jour, tant que le « celebret » n'a pas été visé au
secrétariat. Au retour, on jette un coup d'œil sur l'ensemble de la ville : les murailles, en forme d'hexagone irrégulier,
avec neuf portes et soixante tours, sont célèbres. Nous
visitons longuement la cathédrale, réédifiée par Alphonse VI
en 1107 ; elle est en ce moment l'objet d'une restauration
intelligente. Un énorme mausolée, soutenu par des colonnes
à forme insolite, attire longuement notre attention. Au sortir, je rencontre l'archiviste-bibliothécaire, D. Enr. Balles-
teros y Garcia-Caballero ; il me fait visiter les archives pro-
vinciales, qu'il est en train de classer et d'aménager : rien
de bien ancien. J'apprends de lui qu'on a dû oublier à
Burgos de me montrer un manuscrit à reliure plaquée
d'argent. Les archéologues sont intrigués par des applica-
tions de mortier, analogues aux besants d'un écu, sur diverses murailles : c'est tout simplement pour empêcher les
enfants d'y jouer à la balle. Nous parcourons divers sanc-
tuaires et partons à 1 h. 59.

A Herradon-la-Cañada, on se trouve au point culminant
de la ligne dans la sierra de Guadarrama (1359 mèt.) ; c'est
également le point le plus élevé qu'atteigne un chemin de
fer en Espagne (1). En descendant, après Navalperal, l'œil
se repose du spectacle uniforme de ces montagnes arides,
sur les domaines de la duchesse de Medinaceli, qui a mon-
tré, par une habile exploitation, que cette nature ingrate se
laisserait vaincre par le travail ; nous sommes cependant à
1270 mèt. d'altitude. Une heure après nous passons devant
l'Escurial, que nous visiterons le surlendemain, en reve-
vant en arrière.

Arrivée à **Madrid** vers 7 h. du soir, la caravane se par-

---

(1) En France, aucune ligne ferrée ne dépasse la hauteur de
Briançon (1203 mètres). Quand on a parcouru les innombrables travaux d'art nécessités pour l'établissement de la ligne du Nord de
l'Espagne, on s'explique que son matériel laisse encore à désirer ;
cette situation n'a rien de particulier au caractère espagnol, car la
ligne de Tarragone-Barcelone-France offre plus de confortable que
notre compagnie du Midi.

tage entre l'Hôtel des Quatre-Nations (calle de Arenal, 19) et sa succursale (calle del Carmen, 4), près la *puerta del Sol*. Le lendemain (mardi 22), après nos messes dites à San Luis (calle de la Montera), nous poussons par la calle de Alcala jusqu'au parc ou jardin *del Buen Retiro*, puis revenons visiter l'*Armeria,* près du *Palacio Real.* On sait que les armes et curiosités historiques, apportées de Valladolid et Simancas à Madrid sous Philippe II, ont été pillées durant la guerre de l'Indépendance ; ce qu'on a pu retrouver ne remonte, en général, qu'au xve et au xvie siècle, et encore n'y a-t-il pas à se fier complètement à l'exactitude des inscriptions du Catalogue. Après déjeuner, toute la compagnie se rend au Musée national de peinture, qui passe pour le plus riche de l'Europe, au moins comme collection de chefs-d'œuvre. L'école espagnole y est naturellement la mieux représentée : Ribera, Zurbaran, Velasquez, Murillo et Goya sont les principaux peintres de ce salon. A nombrer les 43 tableaux du Titien, on se rappelle que ce vénitien était l'ami de Charles-Quint; parmi les trois portraits et les sept tableaux de Raphaël, il y a des merveilles; nulle part on ne trouve autant de toiles de Rubens (62). Le soir, je rends visite, en compagnie de l'archiviste d'Auch, à D. Juan Fac. Riaño, de l'académie d'histoire, pour lequel D. Guepin m'a remis une carte d'introduction : il n'est point rentré du Conseil d'Etat. Mme Riano, non moins savante que son mari, nous reçoit avec une distinction parfaite et nous charge de lettres de recommandation pour Tolède et Grenade.

Rétrogradant sur ses pas, la société d'archéologie prend le lendemain matin la route de l'Escurial. Dans le train je me trouve en face du représentant à Madrid de la Grande-Chartreuse pour la vente de ses liqueurs. Les Espagnols ne les dédaignent pas, mais les fraudes et imitations rendaient presque illusoire le dépôt de la chartreuse véritable. A force de ténacité, M. J. Pecastaing est arrivé à obtenir un jugement contre les délinquants et, ce qui est mieux, à le faire exécuter. Les affaires de sa maison se chiffraient par 400.000 fr. pour le dernier exercice annuel. Nous causons de bien d'autres choses : des luttes politiques, dans lesquelles M. Canovas et M. Martinez représentent, comme antagonisme, ce qu'étaient jadis en France Thiers et Guizot ; de la grande popularité de la reine et de son intelligence supérieure ; du suffrage universel, appliqué récemment pour la première fois : auparavant il fallait payer 400 réaux d'impôt, et dans ces conditions les étrangers domiciliés en Espagne avaient droit de vote : la dernière loi le leur a enlevé. La pauvreté du pays s'accuse par deux faits constatés aux extrémités de l'échelle sociale : 4.000 propriétaires ont été évincés par le fisc, l'année dernière, pour défaut de payement des impôts ; à sa porte mon interlocuteur a vu le ministre de la marine faire la charité avec un centime. C'est pour cela sans doute que les indigents (Dieu sait s'ils sont nombreux en Espagne !) poursuivent avec persévérance les Français, plus généreux que ce haut fonctionnaire. L'établissement des voies ferrées a donné un certain développement au commerce et à l'industrie : s'ils manquent de l'essor voulu, c'est que les gens riches placent exclusivement sur l'Etat leurs capitaux disponibles. Mais à notre point de vue (M. Pecastaing est excellent catholique), toute la civilisation ne réside pas dans le progrès matériel : il en est la conséquence et non la cause. Ce qui frappe l'étranger, à Madrid comme à Barcelone, c'est le calme de la population, même aux jours de fête. Ce monde-là est chez lui dans la rue et sur les places publiques ; il circule sans presse affectée ou réelle ; les beaux jours ne sont pas finis : il a le temps. Pas un homme ivre, pas de mauvais sujet qui nargue ou insulte l'étranger, pas de disputes, pas de blasphèmes. Toutes les classes se croisent confondues, sans morgue de la part des grands, sans basse jalousie de la part des deshérités. « Nous avons tous une même croyance et nous croyons tous ; la dissimulation et l'hypocrisie tiennent peu de place dans nos mœurs ; nos désirs ne sont ni aussi violents ni aussi étendus (que ceux de nos voisins transpyrénéens) ; l'instruction n'est peut-être pas immense dans les classes élevées (1) ; elle est sans doute insuffisante dans les classes

(1) Cependant il ne serait peut-être pas facile de rencontrer en

inférieures; dans les unes et les autres il se commet sans doute des délits; mais partout domine l'esprit religieux, un jugement sain et une droiture naturelle » (1).

Sur ce, nous arrivons à l'**Escurial**. On connaît l'origine de cette résidence royale, qui renferme en même temps un monastère de Jéronymites, dont le nombre actuel est supérieur à cent. Construite en souvenir de la bataille de St-Quentin et pour l'acquittement d'un vœu au martyr saint Laurent, elle affecte la forme d'un gril. L'ensemble et les détails ne nous produisent pas l'impression lugubre que M. Germond de Lavigne cherche à communiquer dans son *Guide-Joanne* : il a certainement décrit ce palais l'imagination hantée des couleurs sombres sous lesquelles certaine école se plaît à dépeindre Philippe II. Notre visite commence par les appartements royaux. Les tapisseries espagnoles et flamandes qui couvrent les murs sont inférieures à nos Gobelins et se rapprochent de l'Aubusson. Dans chaque pièce on peut admirer les travaux d'ébénisterie, de marqueterie, d'incrustation, de serrurerie. Bon nombre de tableaux ont du mérite; on ne saurait omettre, dans la salle des Batailles, les immenses fresques de Nic. Granello et de Fabrizio Castello, qui représentent, d'un côté la bataille de la Higueruela, gagnée par Jean II sur les Maures sous les murs de Grenade, de l'autre celle de Saint-Quentin, où Montmorency fut défait en voulant secourir la place assiégée. Nous descendons à l'appartement de Philippe II, d'une simplicité monacale : une salle oblongue et deux alcôves; de l'une d'elles il assistait, pendant sa maladie, aux offices célébrés dans la *capilla mayor*. L'église, partagée en trois nefs, est surtout remarquable par sa coupole en dôme plein cintre, terminée par une lanterne, que surmontent une pyramide, une boule et une croix. L'église renferme 48 autels, avec tableaux pour retables;

France un jeune homme de grande famille, parlant correctement latin et à connaissances techniques comme celui qui fut notre compagnon sur la route de Madrid.

(1) Mesonero Romanos (Ram. de), *Nuevo manual historico, topografico, estadistico y descripcion de Madrid* ; Madrid, 1854, in-12°.

chacun possède des reliques du saint auquel il est dédié : une inscription de 1754 constate qu'elles sont au nombre de 7422. Au chœur 218 énormes livres de chant sont rangés dans des casiers en bois; ceux des grandes fêtes sont ornés de vignettes et d'enluminures de mérite.

Pendant que mes compagnons descendent au *Panthéon* ou caveau des rois d'Espagne, je me rends à la *real biblioteca di S. Lorenzo*. Au coup de deux heures, je me présente à la porte; l'insistance de notre interprète la fait bientôt ouvrir. Le religieux qui fait les fonctions de bibliothécaire me remet entre les mains le Catalogue des manuscrits; un de ses confrères veut bien le parcourir et me signaler les livres liturgiques. On apporte d'abord un splendide *Bréviaire* de la reine Isabelle la Catholique, postérieur à la prise de Grenade; il est de format in-4°, en belle écriture ronde, à 2 col., avec encadrements et miniatures à toutes les pages, arabesques à tous les versets; les armoiries de la princesse sont fréquemment reproduites. Le titre : *Incipit Psalterium secundum consuetudinem Romane curie*, me dissuade d'y rien chercher de particulier à l'Espagne. Un examen rapide me permet de noter encore les Bréviaires suivants : *Predicatorum*, un (A. iij. 2) de l'an 1480 environ, l'autre (A. iij. 3) du xv° siècle; — *Carthusianorum* (B.iij.15), antérieur à 1422, dans lequel on a ajouté au xvi° s. (ff. 3 et cccxxix᥿) un « Officium sancte Crucis », avec longue hymne inédite; — *Brixiense* (B. iij. 20), du xiv° s.: les saints de Brescia sont d'une main postérieure dans le Calendrier; — *Bracharense* [Braga] (C. iv. 10), du xv° s. ; — *Benedictinum* (G. iv. 23), du xiv° s. ; — *Benedictin. Vallisoleti* (P. ij. 1), du xiv° s.— Pour les imprimés, faute du Catalogue, je me contente de ce qu'on veut bien me communiquer : un Missel Ambrosien, dont M. Weale a signalé d'autres exemplaires à Florence, à Munich, à Paris et à Nice, *Missale secundum institutionem sanctissimi pastoris Mediolanensis Ambrosii, orthodoxe et universalis ecclesie doctoris eximii et irrefragabilis* (Mediolani, 1548, in-4° de 10 et 212 ff.), sans aucune prose; — et un Bréviaire de Tolède, qui nous intéresse particulièrement à raison de son origine française : *Breviarivm secundum consvetudinem sanctæ ecclesiæ Toletanæ* nuper et auctum et emendatum (Lugduni, 1551, apud Bartholomæum Frænum, expensis... Petri et Josephi Ossandon et Genesii Fornerii, gr. in-8° de 22-545-1 ff. à 2 col. de 36 lig.) ; les hymnes commencent au f° 266 : il s'en trouve d'inédites (dans les recueils modernes, s'entend).

On regagne Madrid dans la soirée. Notre itinéraire primitif portait départ immédiat (à 6 h. 20) pour Cordoue. Les inondations récentes suggèrent de voir tout d'abord **Tolède**, où nous arrivons le lendemain (jeudi 24) à 8 h. 45, après avoir changé de train à Algodor. Le Tage enserre la ville en forme de fer à cheval; nous le traversons sur le pont d'Alcantara et entrons par la *puerta del Sol*, chef-d'œuvre d'architecture militaire parfaitement conservé. On attribue la fondation de la cathédrale de Tolède à saint Eugène, qui en aurait été le premier évêque : rien n'est moins certain que l'épiscopat du saint qui fut martyrisé à Deuil (Seine-et-Oise) vers l'an 286 (1). L'édifice primitif fut converti en mosquée par les Maures. Le roi saint Ferdinand la fit démolir en 1227 et jeta les bases d'une nouvelle cathédrale, en style ogival pur : elle ne fut terminée qu'à la fin du xv° siècle et se ressent des époques diverses où l'œuvre fut reprise. Je crois inutile, — ce serait d'ailleurs sortir du cadre que je me suis tracé, — d'entreprendre une description de ce vaisseau grandiose, où l'art espagnol s'est surpassé : dans son *Toledo a mano* (2), D. Ramon PERRO lui a consacré 745 pages du 1ᵉʳ volume. Comme à Burgos, trois chanoines nous font les honneurs du trésor. Pendant que mes confrères admirent la grande *custodia* (châsse de la Fête-Dieu) et le manteau de la Vierge du Sanctuaire, je parlemente pour obtenir l'entrée de la bibliothèque du chapitre, qui renferme aussi ses archives, dans des placards qui les mettent à l'abri de la poussière et des importuns.

(1) *Répertoire des sources historiques du moyen âge*, t. I, c. 681-2 et 2573.

(2) *T. a m.* o *descripcion historica artistica de la magnifica catedral y de los demas celebres monumentos;* Toledo, 1857, 2 vol. in-8°.

L'archiprêtre de la cathédrale, don Ramon Riu, veut bien m'y mener à 10 h. Dans le catalogue, je note bon nombre de manuscrits liturgiques, mais on m'apprend qu'ils ont été transportés, il y a quelques années, à l'Archivio historico de Madrid. Dans deux placards se trouve une importante collection de Bréviaires et Missels imprimés. Malheureusement la séance du matin fut courte ; celle du soir, reprise après l'office à 4 h., le fut davantage : M. l'archiprêtre avait à présider au Grand Séminaire une séance de droit canonique *(argumentum pro laurea in jure canon.)*. Je le prie de se faire remplacer dans sa surveillance par un de ses collègues ou un prébendé. Par bonheur j'aperçois un des chanoines du trésor : il consent à reprendre le trousseau de clefs et à rouvrir la série de portes qui mènent à la bibliothèque. Mais, hélas ! moins d'une demi-heure après, on frappe à la première porte à coups redoublés et retentissants : c'est le sacristain qui ferme l'église et les cloîtres à l'heure réglementaire. Inutile d'insister : force m'est d'abandonner la partie. Il est simplement équitable d'ajouter que don Ramon Riu s'est prêté avec le plus grand empressement à compléter par correspondance l'insuffisance de mes notes.

Breviarium secundum ordinem ecclesie Abulensis [Avila] ; Salmanticæ (à la fin : Salamanticæ), apud Andream de Portonariis, 1551, in-8°. — *Breviarium secundum Auriensis* [Orense] *ecclesie consuetudinem ;* Salmanticæ, 1501 augusti idibus, in-8°. — *Breviarium Bracharense;* (manque le colophon, voir à Madrid), in-8°. Un exemplaire du Brév. de Braga de 1644 est conservé à Bruxelles, chez les Bollandistes. — *Breviarium Burgense* [Burgos] ; Compluti, excudebat Joannes Broccarius, 1538, in-8°. — *Breviarium Cæsaraugustanum* [Saragosse] ; Cæsaraugustæ, officina Georgii Cocci, 1556, in-8°. — *Breviarium ad usum ecclesiarum Calagurritanæ* [Calahorra] *et Calceatensis* [S. Domingo de la Calzada] ; Lucronio, ædibus Joannis de Brocario, 1543, in-8°. — *Breviarium Cauriense* [Coria] ; Cauriæ, excudebat Franciscus à Canto, 1559, in-8°. — *Breviarium juxta morem ecclesiæ Civitatensis* [Ciudad-Rodrigo] ; (manque le colophon), 1555, in-8°. — *Breviarium ecclesiæ Compostellanæ* [St-Jacques de Compostelle]; Salmanticæ, excudebat Mathias Gastius, 1569, in-8°. — *Breviarium ecclesiæ Cordubensis* [Cordoue]; Hispali, per Jacobum Cronberger, 1524, in-8°. — *Breuiarium secundum vsum almæ Dertusensis* [Tortosa] *ecclesiæ;* Lugduni, ædibus Dyonisii Hersei, 1547, in-8°. — *Breviarium secundum consuetudinem ecclesiæ Garnaten* sis [Grenade]; Granatæ, 1544, in-8°. J'avais noté un peu différemment l'exemplaire de la bibliothèque Ste-Geneviève à Paris : « 1545, Breviarium secundum morem et consuetudinem Romane curie observandum in Granatensi ecclesia et in eius provincia ; in cancellaria ipsius civitatis impressum, 1544 sept. 28 ». — *Breviarium Gienense* [Jaen] ; (le colophon manque), in-8°. — *Breviarium secundum ritum ecclesiæ Hispalensis* [Séville] ; Hispali, per Jacobum Cronberger, 1521, in-8°. — *Breviarium Illerdense* [Lérida] ; (manquent le comm[t] et la fin), xvie s., pet. in-8°, 6-523 ff. à 2 col. — *Breviarium secundum consuetudinem ordinis militie Sancti Jacobi de Spata* [St-Jacques de l'Epée] ; in civitate Legionensi, per Joannem de Leo, 1532, idib. april., in-8° (2 exempl.) — *Breviarium Romanum…. Minorum;* Lugduni, apud Jacobum de Millis, excudebat Petrus Fradin, 1555, in-8° (2 exempl.) — *Breuiarium secundum regulam beati Ysidori, dictum Moȝarabes,* maxima cum diligentia perfectum et emendatum; impensis nobilis Melchioris Gorici Novariensis, (à Tolède) per magistrum Petrum Hagembach Alemanúm, 1502 oct. 25, in-4°, 8-ccccxxxiiii ff. (les 2 derniers mss.) à 2 col., exempl. sur vélin. — *Breviarium secundum alme Pacensis* [Badajoz] *ecclesie consuetudinem;* Hispali, per Joannem Cronberger, 1529, in-8°. — *Breviarium secundum usum ecclesiæ Palentinæ* [Palencia] ; Methymnæ, excudebant Mathæus et Franciscus Canto fratres, 1565, in-8°. — *Breviarium secundum usum ecclesie Pampilonensis* [Pampelune], noviter correctum et emendatum; (manque le colophon : peut-être l'édition de Lugduni, 1562, dont j'ai dépouillé un exemplaire à la Biblioth. Nation. de Paris, B. 4947, mis depuis lors dans la réserve), in-8°. — *Breviarium secundum morem almæ ecclesiæ Salmanticensis* [Salaman-

que]; Salmanticæ, apud Joannem de Canova, 1562, in-8°.
— Autre édition antérieure, exempl. incomplet, in-8°. —
Breviarium secundum usum et consuetudinem ecclesie Segobiensis [Ségovie]; (la fin manque), XVIe s., in-12. — *Breviarivm ivxta consvetvdinem almæ ecclesie Seguntinæ*
[Siguenza]; Seguntiæ, excudebat Sebastianus Martinez,
1561 (à la fin 1560), in-8°, fig. (servira de correctif au *Dictionnaire* de DESCHAMPS, qui ne fait remonter l'imprimerie
dans cette ville qu'à 1575). — *Breviarium secundum morem
ecclesie Toletane* [Tolède], *Hispaniarum metropolis* ; Veneciis, 1483, 19 kal. ianuarii, in-4°, 8 ff. (dont le 1er manque)
et signat. a-ff iiij, à 2 col. de 42 lig. — *Brev. sec. mor. eccl.
Toletanæ* ; Venetiis, per Lucam de Giunta, 1506, in-8°.
—Autre édition de 1551, décrite plus haut d'après l'exempl.
de l'Escurial. — *Breviarium secundum ritum metropolitane ecclesie Valentine* [Valence]; Valentie, arte Francisci
Romani, 1533 julii 18, in-8° (1).

*Incipit Missale mixtum secundum ordinem et regulam
sancte ecclesie Toletane, Yspaniarum metropolitane* ; (manquent le 1er feuillet et la fin), in-4° à 2 col. de 38 lig., signatures (ff. non chiffrés), rubriques en espagnol. — *Missale
mixtum alme ecclesie Toletane* (*Incipit* comme le précédent :... *Tolet., Hispaniarum primatis*) ; in eadem regali
civitate impressum, jussu ac impensis nobilis Melchioris
Gorricii de Novaria, arte ac industria magistri Petri Haghembach Alemani, 1499 junii 1, in-4°, 8-cccxii-3 ff. (le colophon est au recto de l'avant-dernier) à 2 col. de 33 lign.
Un exemplaire sur vélin et six autres sur papier, dont deux
incomplets (2). — *Missale mixtum secundum ordinem primatis ecclesie Toletane* elimatius quam antea : ac iam

---

(1) Pour ne rien omettre, on me signala un *Breviarium Nebricense* [Lebrija] de 1527, cité, je crois, dans le *Martyrologium Hispanum* de TAMAYO.

(2) Cette mention a pour but d'attirer l'attention de MM. les conservateurs des grandes bibliothèques d'Europe sur la possibilité d'enrichir leurs collections, par échange ou autrement, d'un exemplaire de cet incunable non signalé (qu'il faut rapprocher du Bréviaire et du Missel Mozarabes de 1502 et 1500), dont je viens de découvrir une « carrière » inexplorée et improductive.

nulla ex parte confusum; Compluti, 1534, 13 cal. julii, in-4°, 8-cclxiiij-6 ff. à 2 col. de 39 lig. Un autre exempl. est imparfait de 8 ff. liminaires. — *Missale mixtum secundum ordinem et regulam sancte* (plus loin : *o. alme primatis*) *ecclesie Toletane, Hispaniarum primatis* (p. l. omis : *H. p.*); Compluti, 1539, cal. septemb., in-4°, 8-cccxix-13 ff. Huit exemplaires, dont deux incomplets. — *Missale sec.* (comme à l'édition de 1534)... *confusum*; Compluti, 1550, 4 cal. octob., in-4°, 10-ccclxviij-7 ff. à 2 col. de 34 lig. Onze exemplaires, presque tous en vélin. — *Missale mixtum secundum ordinem almæ primatis ecclesiæ Toletanæ*, 1551 ; Lugduni, Philibertus Rolletius, 1550, in-4°, 10-cccxii-11 ff. à 2 col. Neuf exempl.

Tous ces livres ont été soigneusement, sinon habilement reliés en cuir fauve, à tranche jaune, avec deux fermoirs en cuivre. On sait que le rite mozarabe s'est conservé à Tolède dans deux églises seulement : celle des Santas Justa y Rufina et celle de San Marcos.

Nous visitons encore Santa Maria la Blanca et San Juan de los Reyes, restauré par la commission des monuments. La fabrique d'armes, célèbre jadis, est inactive en ce moment. Le collège militaire, fondé en 1808, a été rétabli en 1849 : c'est l'école de St-Cyr de l'Espagne ; ses élèves ont fort bonne façon. En revanche les gamins de la ville nous suivent dans les rues d'une façon insolite et nous décochent des quolibets que nous ne cherchons pas à comprendre. Le soir, à 7 h., nous prenons le chemin de Cordoue par Ciudad-Real, la ligne plus directe par Castillejo n'étant pas encore rendue à la circulation ; on la rejoint à Manzanarès. Nous sommes dans la Sierra Morena ; le train atteint le point culminant de la voie à Almuradiel ou le Visillo (798 mèt.). Comme il a du retard, nous déjeunons à Menjibar et arrivons à **Cordoue** après midi. A la gare, l'agent consulaire de France, D. José Sanchez Muñoz, nous souhaite la bienvenue : il ne cessera, durant le séjour, d'être pour nous tous le plus précieux cicerone. Nous prenons gîte au Grand Hôtel Suisse (Suizo).

Le monument principal, unique en son genre, c'est la

mosquée commencée par Abd-er-Rhaman en 787, agran-
die par Al-Hakem en 976 et par Almanzor vers 1012.
C'est plutôt une forêt de colonnes et d'arcades qu'un édifice:
elles sont au nombre d'environ 750, formant 19 allées dans
un sens et 36 moins larges dans l'autre. Après la conquête
de Cordoue en 1236, le roi saint Ferdinand se borna à faire
purifier la mosquée et à l'adapter telle quelle au culte chré-
tien; mais, en 1523, le chapitre cathédral obtint de Charles-
Quint, contre l'*ayuntamiento* (administration municipale),
l'autorisation d'élever au milieu du quinconce du monument arabe un sanctuaire mieux approprié aux solennités.
Le roi, paraît-il, regretta plus tard sa condescendance ; au
point de vue artistique, on doit se ranger à cet avis tardif.
D. Luis RAMIREZ Y DE LA CASAS-DEZA a consacré tout un
in-12 à la *Descripcion de la catedral de Cordoba* (1).
Malgré l'intervention de D. Muñoz, je dus renoncer à voir
les archives du chapitre : elles étaient en désordre et l'archiviste, récemment nommé, ne crut pas pouvoir prendre
sur lui, en l'absence de l'évêque, de me les montrer en
cet état.

La chaleur est très forte : 40 degrés à l'ombre. On comprend l'avantage des rues étroites et tortueuses, pour pré-
server du soleil et faciliter la pose des *tendidos*. Les *mira-
dores* (belvédères fermés de vitres) sont moins fréquents que
dans le centre de l'Espagne; en revanche presque chaque
maison a son *patio* (parterre intérieur). De l'esplanade du
Triunfo, nous contemplons le cours du Guadalquivir et
l'antique pont qui le traverse. Les jardins de l'alcazar des
émirs et des califes ne sont qu'un souvenir du célèbre palais
arabe. Au musée provincial, dont le conservateur nous fait
les honneurs avec courtoisie, je note le texte du *Pange
lingua* de la Fête-Dieu divisé par six peintures formant
tableau.

Nous quittons Cordoue (samedi 26), à 11 h. 50, nous
dirigeant sur Grenade par La Roda. A Bobadilla le train
reçoit l'évêque de Malaga, à qui M. le chan. Pottier offre

(1) Cordoba, 1853.

les respects et les souhaits de la société archéologique. Le vénérable prélat descendit 15 kilom. après, à Antequera, où il était attendu par la *junta* (municipalité) en grand costume, la gendarmerie, nombre de prêtres et de religieux : parmi eux des Trinitaires, dans le couvent desquels il devait descendre ; sur le quai de la gare, une dizaine de musiciens témoignèrent de plus de bonne volonté que de talent. Arrivée à **Grenade** à 7 h. 40 du soir. A défaut de place dans les hôtels de la ville, encombrés de visiteurs attirés par les courses de taureaux, le vice-consul de France, M. Grenier, a retenu nos chambres à l'hôtel de Rome (ancien^t *Siete Suelos*) à l'Alhambra. Nous sommes à deux pas du palais de Charles-Quint et de l'église de Santa Maria, où les prêtres célébreront la messe.

Le lendemain (dimanche 27), nous allons à la cathédrale. Cette œuvre de la Renaissance, commencée en 1529, fut inaugurée en 1560. Elle a cinq nefs ; les latérales sont entourées d'une vingtaine de chapelles riches et ornées. La principale est la *capilla real*, qui renferme les restes de Ferdinand V et d'Isabelle, déposés d'abord à San Francisco de l'Alhambra, transportés ici par Charles-Quint en 1525, et ceux de Philippe le Beau et de Jeanne la Folle ; les quatre cercueils de plomb sont dans un petit caveau, au-dessous des deux mausolées en marbre qui représentent les quatre princes.

Dans la rue, bien que les Français ne soient pas habitués à une stricte observation du dimanche comme en Angleterre, le spectacle d'une ville toute au labeur matériel nous scandalise. Les ouvriers travaillent dans les ateliers comme en pleine semaine. Le soir, revenus à la cathédrale, nous compterons trois hommes et guère plus de femmes au Salut. C'est à faire penser qu'une forte partie de la population est restée morisque ou mozarabe, c'est-à-dire que ce sont encore des arabes plus ou moins christianisés. On en vient à se demander si l'on n'est pas l'objet d'une illusion, si la fatigue ne nous fait point brouiller l'ordre des jours ; mais non : à preuve, c'est qu'il y aura le soir course de taureaux.

Quelques membres de la caravane se laissent tenter par ce spectacle insolite; ils reviennent écœurés : « C'est horrible, c'est affreux ! » et jurent de n'y plus retourner de leur vie. Les détails qu'ils en racontent blessent en effet la délicatesse de nos mœurs françaises. Ces exercices barbares ont lieu dans les grandes villes généralement le jeudi et le dimanche. On y accourt de loin, on s'y précipite avec la même furie que jadis les Romains aux jeux sanglants du Cirque : c'est de la frénésie. L'arène est entourée d'une forte palissade, surmontée d'une balustrade derrière laquelle sont les gradins et les loges. On désigne sous le nom de *toreadores* ceux qui combattent à cheval et de *toreros* ceux qui sont à pied. Lâché dans la lice, le taureau sauvage trouve devant lui les *banderilleros,* qui le harcèlent en lui lançant d'une main de petits dards à flamme rouge ou même des fusées dans le flanc, en agitant de l'autre un drapeau rouge; plus loin il rencontre les *picadores* à cheval, brillamment costumés, armés d'une lance qu'ils cherchent à lui briser dans le cou. L'idéal pour cette foule, avide d'émotions, c'est quand la bête devenue féroce éventre d'un coup de corne le cheval et fait sauter en l'air le cavalier : « Bravo, taureau ! » De même qu'on l'accable d'invectives quand il cherche à regagner la porte : « Lâche taureau ! ». La plus triste partie du spectacle, mais non la moins goûtée, ce sont ces rossinantes éventrées qui s'embarrassent en marchant dans leurs entrailles en sortant de l'arène. Devenu haletant, le taureau rencontre enfin le *matador,* qui lui plonge une épée au défaut de l'épaule, et le *puntillero,* qui lui donne le coup de grâce. Mais le combat n'a pas toujours une issue aussi prévue. Cette année, sept toréadors ont péri, dans l'espace d'une semaine, en diverses tauromachies; pareils événements ne rendent, paraît-il, les courses ni moins attrayantes ni moins suivies. Le peuple qui garde, de nos jours, un goût effréné pour ces spectacles toujours sanglants, est le même qui se délectait jadis des auto-da-fé : Rome a toujours protesté contre les uns et les autres (1).

(1) Voir la belle *Instruction pastorale et mandement* de Mgr [Bes-

Grenade ne compte pas moins de 66 églises, couvents ou chapelles. Nous donnons un coup d'œil à San Geronimo, dont le monastère fut fondé dès 1492 ; l'église fut construite pour recevoir les restes du grand capitaine Gonsalve de Cordoue.

Dans l'après-midi, on se rend en voiture à la *Cartuja* (Chartreuse), type le plus complet du genre rococo, caractérisé par la richesse des ornements, mais surtout par leur accumulation exagérée. Dans le cloître, de grandes toiles d'un religieux de l'ordre retracent la légende de saint Bruno ; sa statue, qui surmonte la grille du chœur, passe pour un chef-d'œuvre de sculpture sur bois. Tout est merveille dans le *sagrario* et dans la sacristie. En revenant, nous passons au Grand Séminaire ; un des directeurs veut bien me montrer la bibliothèque. J'y trouve dans la section liturgique : *Missale Romanum*, imprimé à Venise le 16 mars 1495, dont il y a des exemplaires à Munich et un autre à Göttweig ; *Officia sanctorum in Breviario Romano... in Hispania* (Matriti, 1772, in-8°, 280 p.) ; *Officia propria sanctorum patriarchalis ecclesiæ Hispalensis et diœcesis* (Hispali, 1788, in-8°, 216 p.) ; *Festum beati Joannis Grande, cognomento Pecador* (1853, in-8°, 12 p.)

Lundi matin, notre première visite est pour l'Alhambra. Ce vaste palais, construit par le calife Abou-Abdallah-ben-Naser (1231-73), est le chef-d'œuvre de l'architecture mauresque. D. Raphaël CONTRERAS a consacré trente-sept ans à restaurer intelligemment ses arabesques si remarquables, à retrouver ses inscriptions perdues, à rétablir les parties de l'édifice que le temps avait détruites presque en entier. Il a publié le fruit de ses longues recherches sur l'art arabe en un volume, qu'il a lui-même traduit en français. Son fils, D. Mariano Contreras, qui poursuit dignement les travaux de son père, a bien voulu m'en donner la 4ᵉ édition : *Etude descriptive des monuments arabes de Grenade, Séville et Cordoue, c'est-à-dire l'Alhambra, l'Alcazar et la*

---

son] l'évêque de Nîmes, Uzès et Alais sur les combats et les courses de taureaux ; Nîmes, 1885, in-4°, 15 p.

grande mosquée d'Occident (1). Nous parcourons, suivant l'ordre habituel, la cour *(patio)* des Lions, où un de nos collègues photographie toute la caravane ; la salle du Tribunal : on discute l'époque des peintures des voûtes, appliquées sur cuir collé à des panneaux de cèdre (bien qu'en contradiction avec la tradition musulmane, qui prohibe la représentation des êtres animés, elles ne sauraient être postérieures à la Conquête) ; la salle où furent égorgés les Abencérages ; celle des Deux Sœurs (dalles ou sultanes?) ; le musée, avec son vase de l'Alhambra ; la tour del Mihrab (comment n'a-t-on pas préservé les fresques du mirador des noms d'une foule de sots visiteurs ?) ; la salle des Ambassadeurs, qui remplit tout un étage de la tour de Comareh ; celle des Secrets ; enfin celle des Bains, admirablement restaurée quant aux ornements et aux couleurs.

Pour tout dire, l'art arabe laisse absolument froids plusieurs de mes compagnons. L'ensemble des édifices est lourd et, lorsque les ravages du temps ou la main de l'homme ont fait disparaître les revêtements de stuc et les broderies d'arabesques, il ne reste qu'un amas de murailles, où rien ne vient interrompre la monotonie de la ligne droite. Les combinaisons les plus ingénieuses de figures géométriques, les enlacements les plus variés de lignes et de fleurons ne disent rien à l'âme. Nulle proportion entre le diamètre et la hauteur des colonnes, qui se font face sans se correspondre. Les coupoles si admirées (*media naranja*, demi-orange) « semblent plutôt le produit d'une cristallisation fortuite que l'œuvre d'une main humaine ». Le défaut de sentiment artistique se manifeste par la réputation colossale que les auteurs arabes ont faite aux douze lions du *patio*, où Théoph. Gautier n'a vu que d'informes essais d'enfants. Les pavés en marbre blanc, les vasques en albâtre, les jets d'eau qui répandent partout la fraîcheur, les jardins odorants ne sont que pour les sens ; et on s'étonne peu d'apprendre qu'aujourd'hui encore les Arabes, dans leur prière du vendredi, demandent à Dieu de leur rendre ce paradis terrestre.

(1) Madrid, Ric. Fe, 1889, pet. in-8° de 462 p., avec grav. et plans.

Nous montons enfin à la tour de la Vela, dont la cloche règle la distribution nocturne des eaux et rappelle chaque année, le 2 janvier, par une sonnerie ininterrompue de vingt-quatre heures, l'anniversaire de la prise de Grenade (1492). De la plate-forme on a une vue superbe. Un vallon sépare de l'Alhambra le Generalife, qui en était la maison de fêtes. Dans l'après-midi nous visitons ses fontaines, ses bosquets de lauriers, son cyprès (de la Sultane) plusieurs fois séculaire, son belvédère, d'où la vue s'étend à travers un ciel toujours pur sur l'immensité de la Vega (1).

Mardi, redescendant de bonne heure la promenade ombragée de l'Alameda, nous quittons Grenade et rebroussons chemin par Bobadilla et La Roda sur **Séville**. Les chemins de fer Andalous sont supérieurs à ceux du Nord et du Centre. Nous arrivons à 4 h. 06, nos chambres retenues au Grand Hôtel de Rome. Nous trouvons à la gare, pour nous faire accueil, le savant d'Espagne dont j'ai gardé le meilleur souvenir, D. José Gestoso y Perez, membre de l'académie des belles-lettres de cette ville, professeur, archiviste, bibliothécaire et conservateur des antiques (2). Sous sa conduite intelligente, nous visitons d'abord la cathédrale. En la commençant en 1401, sur l'emplacement d'un ancien temple mauresque, les chanoines voulaient la faire telle qu'elle n'eût point d'égale dans la chrétienté; son achèvement demanda plus d'un siècle (1519). Le *cimborium* (coupole) de la *capilla mayor*, qui s'était écroulé en 1511, demeura trois siècles sans être achevé (1842). On pressentait

(1) Cf. TANDONNET (André), *Grenade, vues et souvenirs*, dans la *Revue catholique de Bordeaux* (1889), t. XI, pp. 84-91, 105-15, 145-55.

(2) Il a publié bon nombre d'ouvrages, entre autres un *Guia artistica de Sevilla, historia y descripcion de sus principales monumentos religiosos y civiles, y noticia de las preciosidades artistico-arqueológicas que en ellos se conservan* (2a edic. considerabl. aument., Sevilla, 1886, pet. in-4°, IV-198 p.), dans lequel je n'aurais qu'à glaner, car il a bien voulu m'en faire hommage. Il a entrepris une *Historia monumental y artistica de Sevilla*, dont le 1er vol. a vu le jour : on ne peut que désirer le prompt achèvement de cet ouvrage, remarquable par l'exactitude des renseignements et le nombre des reproductions de monuments. D. Gestoso prépare en outre un Dictionnaire des artistes Sévillans, qui en mentionnera 4000 ignorés jusqu'ici.

qu'il s'effondrerait de nouveau un jour : cette catastrophe s'est malheureusement réalisée dans l'été de 1888. Elle a été terrible : boiserie, grille, retable, tableaux, sculptures, orgue, etc. ne sont plus qu'un souvenir. La chute de la coupole ayant entraîné ou ébranlé les voûtes voisines, on a dû les étayer et l'église n'est plus qu'une forêt de charpente, qui interrompt partout le regard. Dans la *capilla real,* nous vénérons le corps du roi saint Ferdinand, conservé intact et revêtu de son costume de guerre. Pour dire la messe à son autel on use d'un Missel Romain imprimé à Anvers en 1762, à la suite duquel on a relié : *Missæ propriæ sanctorum Hispalensium* (Hispali, 1882). Dans la chapelle San Antonio (de Padoue) on nous signale un chef-d'œuvre de Murillo. Dans la *sacristia mayor* nous admirons des richesses incalculables : la merveilleuse *custodia* (châsse), œuvre de Jean d'Urfé (1587); le célèbre *tenebrario,* chandelier triangulaire; etc. Il y a là — cette remarque peut s'appliquer ailleurs — des quintaux d'argent et d'or, des boisseaux de pierres précieuses improductifs, je ne dis pas au point de vue commercial et industriel, mais même sous le rapport de la piété et de l'édification. On a vu, dans les premiers siècles, les évêques vendre les vases sacrés de leur église pour racheter les captifs et nourrir les pauvres. Sans attendre une spoliation, qui se produira tôt ou tard par le fait d'un gouvernement aux abois ou à la suite d'une émeute populaire, le clergé ne pourrait-il pas, ne devrait-il pas distraire une partie de ces richesses inutiles pour guérir l'Espagne de la lèpre de la mendicité qui ne la ronge pas moins que l'Italie, pour ouvrir des asiles aux malades incurables qui encombrent les rues? N'est-il pas vrai d'ailleurs que le pays, où le clergé a été le plus souvent et le plus violemment spolié de ses biens, reste le plus fécond en œuvres de miséricorde spirituelle et corporelle? Je parle de la France, on le devine.

Tandis que mes compagnons se dirigent vers la Giralda, tour mauresque qui dépendait de la mosquée, surmontée depuis 1568 d'une statue en bronze de la Foi, qui tourne (*girar)* au moindre souffle du vent, je me rends à la Biblio-

thèque Colombine, installée à l'ouest de la cour complan-
tée d'orangers *(patio de los naranjos)* de la cathédrale. Elle
doit son origine à Fernand Colomb, fils du grand naviga-
teur, qui y réunit tout ce qui se rapportait à son père et à
ses voyages, et en général à l'état des connaissances humai-
nes de son temps. On a publié le Catalogue dressé par lui,
avec les prix d'achat. Il la légua au chapitre de Séville,
avec une rente destinée à son entretien ; elle s'est beaucoup
accrue. Malheureusement des déprédations fâcheuses y ont
été commises ces derniers temps par des émules de Libri (1).
Les livres liturgiques ne les tentèrent pas : le catalogue sur
fiches, que le conservateur me permet de compulser, m'en
révèle un certain nombre, dont je vais décrire les principaux et signaler les autres.

Breviarium Ambrosianum; Mediolani, 1723,4v. in-8°.—
Breviarium secundum usum fratrum Carmelitarum, longe
exactiori cura quam unquam alias emendatum ; Venetiis,
1542, gr. in-4°, 20-408 ff. à 2 col. de 49 lig. Les leçons
atteignent une longueur démesurée. — *Breviarium Carmelitarum;* Venetiis,1747 et 1760.— *Breviarium Cartusiense;*
Lugduni, 1587, in-8°. J'en ai vu des exemplaires à Bruxelles
(biblioth. royale) et à Paris (Sainte-Geneviève et Mazarine).
— *Breviarium Cisterciense;* Venetiis, 1640, in-8°. — *Breviarium Gothicum* (Mozarabe); Matriti, 1735, fol. ; 1775
(voir à Saragosse).— *Breviarivm Hispalensis* [Séville] diœcesis, nunc denuò accuratissimè excusum; Salmanticæ,
1563, in-8°, 20-556 ff. L'office de la Conception de Marie
est tout entier tiré des Sts-Pères, avec leurs noms. —
*(Breviarium canonicorum regularium ordinis militaris
S¹ Jacobi)* : ce titre a été inscrit au dos d'un volume imparfait du commencement et de la fin ; une longue note
inscrite sur la garde le dit postérieur à 1528, in-8°, 5 ?-
D.LVIII? ff. à 2 col. de 33 lig. Cf. l'exempl. de Tolède. —
Breviarium Lugdunense; 1690, 4 v. in-8°.

Missale.... B°... Virginis Marie de Monte Carmelo;

---

(1) M. Henry HARRISSE a raconté ces vols dans son livre intitulé :
Grandeur et décadence de la Colombine ; il a été traduit en espagnol.

Venetiis, 1574, in-4°. Exempl. à Francfort, Hambourg, Oxford et Nice. — *Missale secundum ordinem Carthusiensium;* Parisiis, 1541 aug. 18, in-8°. Huit exempl. ailleurs.— *Missale monasticum secundum ritum et morem congregationis Casinensis;* 1523, fol.— (Manque le titre) *Ordo missalis secundum consuetudinem ecclesie Cordubensis,* (à la fin) *Missalis opus juxta morem e. C.;* Hispali, per Jacobum Cromberger Alemanum, chalcographum, 1525 sept. 11, in-fol., 9[18]-cclxxxiiij- 18 ff. à 2 col. de 34 lig. —*Missale Gothicum secundum regulam beati Isidori Hispalensis episcopi* jussu card. Fr. Ximenii de Cisneros ad usum Mozarabum prius editum, denuo opera et impensa em. dom. card. Fr. Ant. Lorenzanae recognitum et recusum; Romae, 1804, in-fol., 7 pl. Manque à M. Weale.— *Ordo Missalis secundum consuetudinem Romane curie et ordinis fratrum Sancti Hieronymi;* Cesarauguste, Georgius Coci Theutonicus, 15011 (sic, pour 1511), in-4°, 10-ccxlii-6 ff. à 2 col. de 36 lig. Exempl. à Munich et Nice.— *Missale divinorum secundum consuetudinem sancte ecclesie Hispalensis* noviter impressum; Hispali, Ioannes Varela Salmanticensis, 1534 prid. non. (4) februarii, in-fol., 10-cclxxi-8 ff. Nombreuses proses; l'auteur de chacune des parties du canon est indiqué. Exempl. à Rome (Barberine).— Mêmes titre, lieu d'impression et nom d'imprimeur, 1537, 8 kal. augusti, in-fol., 12-cccxlvii-8 ff. à 2 col. de 30 lignes. Mêmes proses. — Même titre, etc., 1538, in-8° (d'après le Catalogue). — *Missale divinorum secundum consuetudinem alme ecclesie Hispalensis* denuo impressum, in quampluribus valde necessariis summa cum diligentia emendatum; Hispali, Gregorius de Turri, 1558, 4 kal. julii, in-fol., 10-ccciiij ff. à 2 col. de 33 lig. Deux exempl.; proses moins nombreuses.— *Missale secundum consuetudinem ordinis militie Sancti Jacobi de Spata;* Legioni, Petrus Celada, 1560, in-fol. 12-cccxlii ff. — *Missale mixtum* (voir à Tolède); Romae, 1755, 2 vol. in-fol. — *Missale secundum consuetudinem alme ecclesie Placentine* [Placencia, non Piacenza], elimatius quam antea ac iam nulla ex parte confusum; Venetiis, apud Andream et Jacobum Spinellos, 1554, in-fol.

goth., 10-cccxv-5 ff. à 2 col. de 35 lig., fig. — *Missale secundum usum fratrum Predicatorum;* Venetiis, 1550, in-4°.

Les Guides oublient de signaler dans la cour des orangers, au-dessous de la bibliothèque, une chaire à prêcher en pierre, supportée par une colonne en marbre, derrière laquelle est cette inscription : « D. O. M. En este sitio predicaban s. Vicente Ferrer, s. Francesco de Borja, el v. p. Fernando de Contreras, el v. p. m. Jvan de Avila, el v. p. Fernando de Mata y otros grandes » prédicateurs, qui ont opéré à Séville de merveilleux fruits de salut.

Comme monument arabe, on ne peut se dispenser de visiter l'Alcazar, sur la place del Triunfo, à la fois forteresse et résidence royale. St Ferdinand s'y installa; Pierre Ier et Charles-Quint l'agrandirent. L'étude du musée de peinture et sculpture se fait sous la direction des conservateurs, qui nous montrent dans les toiles de Murillo la réalisation idéale du type sévillan. L'un d'eux, D. Caballiero y Infontes, possède lui-même un remarquable cabinet d'antiquités, qui, après lui, ira enrichir les collections publiques.

Nous sommes loin d'avoir épuisé les merveilles de Séville *(maraviglia),* mais il faut songer au retour. Le vendredi, à 10 h. 26 du matin, toute la caravane reprend le chemin de **Madrid** par Cordoue et la ligne directe de Castillejo, qui vient seulement d'être réparée. Malgré les lenteurs nécessaires à la sécurité, nous arrivons à la gare d'Atocha à 6 h. 50 du matin. Le rendez-vous est à 10 h. au musée archéologique (calle de Embajadores, 68). Bien que de création récente (1867), il a recueilli de très curieuses épaves dans la section du moyen âge. Après midi, je me rends à la bibliothèque de l'Académie royale d'histoire (calle del Leon, 21). Le conservateur m'autorise sans peine à consulter les fiches du Catalogue, et me fait remettre les volumes suivants : — *JHS Breviarivm ivxta consvetvdinem almae ecclesiae Segvntinae* [Siguenza], ex sacra potissimum scriptura, ex probatis sanctorum historiis nuper confectum, accuratissimèque castigatum ; Seguntiæ, 1661, in-4°, 13-289 ff.— *Missa Gothica seù Mozarabica, et officium itidèm*

Gothicum diligenter ac dilucidè explanata ad usum per‑
celebris Mozarabum sacelli Toleti ; Angelopoli, 1770,
in‑4°, 4 f.‑137 p. et 1 f.‑198 p. — *Missæ propriæ festorum
ordinis eremitarum S. Augustini;* Antuerpiæ, 1684, in‑4°.
— *M. p. sanctorum o. e. S. A.;* Ulyssipone occidua, 1760,
in‑4°. — *Missæ propriæ sanctorum Toletanæ diœcesis et
ecclesiæ;* Matriti, 1688, in‑4°.

Il me reste peu de temps pour la Biblioteca nacional,
qui sera fermée demain dimanche; mais j'y retrouve l'em‑
pressement auquel m'ont habitué les grandes bibliothè‑
ques de Paris, le musée Britannique de Londres et la bi‑
bliothèque centrale de Rome. Un des conservateurs veut
bien désigner un jeune employé pour m'accompagner à
l'Indice, c'est‑à‑dire au catalogue sur fiches. Les notes que
j'y ai prises, ainsi que sur quelques originaux, ont été très
obligeamment complétées par D. Manuel Tamayo y Bans.

Breuiarium Abrincense [Avranches]; Parisiis, 1698, 4 v.
in‑12°. — *Breuiarium Bracarense* [Braga], emendatum et
correctum maxima cum diligentia; Salmantie, Joannes de
Porres, 1512, in‑8° goth., fig. Le même typographe avait
imprimé à Monterey le Missel d'Orense en 1494 (voir plus
loin).— *Breviarium Carmelitarvm secundum vsum ecclesiæ
Hierosolymitanæ et Dominici Sepulchri,* nunc recens sub P.
Ioanne Baptista Rubro, ipsius ord. magistro generali so‑
lerti cura F. Iac. Maistret emendatum; Lvgdvni, apud
Ioannem Strativm, 1575, in‑16°. — *Breuiarium sancte me‑
tropolitane ecclesie Cesaraugustane* [Saragosse]; Cesarau‑
gusta, ex officina Georgii Coci, 1527, in‑8°goth. — *Breuia‑
rium secundum ordinem immaculate Conceptionis Virginis
genetricis Dei Marie;* Compluti, in edibus Joannis Broçarij,
1551, in‑8° goth. — *Breviarium secvndvm morem almæ
ecclesiæ Conchensis* [Cuença], nunc in breviorem lectionem
redactum et excussum ; Conchæ, Io. de Canova, 1558,
in‑8°. — *Breviarium Sancti Cucufati* [San Colgat del Val‑
les, St‑Cucufat, monastère en Catalogne] ; (imparfait du
commencement et de la fin), in‑4°. — *Breu.... eccl. Der‑
tusen,* (voir à Tolède); Lugduni, 1547, in‑8°. — *Breviarium
Eborense* [Evora] ; Olisipone, apud Ludov. Rotorigium,

1548 april., in-8⁶. Un exempl. chez les Bollandistes à Bruxelles. — *Breuiarium secundum consuetudinem sancte ecclesie Gienensis* [Jaen]; Hispali, per Jac. Combergerum, 1528, in-fol. goth. — *Breviarivm Romanvm secundum consuett:dinem ordinis fratrum Sancti Hieronymi;* Lvgdvni, apud Guil. de Millis, excud. Dionysius de Harsy, 1547, in-8°, fig. — *Breviarivm Romanum secundum ordinem fratrum Sancti Hieronymi* auct. et rev. ; Cesarauguste, typis Petri Bernuz, 1562, 3 cal. novemb., in-8° goth., 23-556 ff. — *Breviarivm Ilerdense* [Lérida]; Ilerdæ, Petrus Rob, 1571, in-8°. — *Breuiarium secundum ritum et morem ecclesie Maioricensis* [Majorque], reuisum ac imaginibus ornatum; Venetiis, per Lucam Antonium de Giuntis, 1506, in-8° goth. (manque le frontispice). — *Breviarivm secundum ordinationem fratrum sacri ordinis Beate Marie de Mercede...* nun[c] fideliter eme[ndatum]; Barchinonæ, ap. Io. et Dam. Bajes, 1560; (à la fin) impressum Lugduni, per Petrum Fradin, 1560, in-8°. — *Breviarium Oscense* [Huesca] *et Jaccense* [Jaca] accuratissime castigatum; Cesaraugustana civitate, Georg. Coci, 1505, in-8° goth. — *Breviarivm almæ ecclesiæ Placentine* [Placencia]; Venetiis, apud Andream et Jacobum Spinellos, 1554, in-8° goth., fig. — *Breviarivm Pompelonense* [Pampelune] (voir à Saragosse); s. l., 1551, in-4°. — *Breuiarium secundum consuetudinem alme ecclesie Salmanticensis* [Salamanque]; Salmantice, opera Joann. Junte, 1541, 3 part. in-8° goth. — *Breuiarium secundum ordinationem ecclesie Segobiensis* [Ségovie], summa cum diligentia emendatum nimis, nunc demuo auctum cum apostillis; Vallisoleti, in officina Nic. Lierri, 1527, in-4° goth., fig. — *Brev.... eccl. Seguntinæ* (voir à Tolède); Segontiæ, 1561, in-8°. — *Breuiarium secundum ritum Sixene* [Sexena, dioc. d'Huesca] *monasterii, ordinis Sancti Joannis Hierosolymitani, sub regula Beati Augustini;* Cesarauguste, in officina Georgii Coci, industria vero Petri Bernuz, 1547, in-8°. — *Breuiarium secundum regulas beati Hysidori;* Toleti, per magistrum Petrum Hagembach, anno millesimo quingentesimo secundo (1502), in-fol. goth. à 2 col., port., grav. Exempl. sur vélin, incomplet des deux derniers ff., dans une riche reliure. — Autre exempl. sur papier, manquant de l'avant-dernier feuillet. — *Brev.... eccl. Toletanæ* (voir à l'Escurial); Lugduni, 1551, in-8°, parch. — *Breviarivm monasticvm secundvm consuetudinem ordinis Sancti Benedicti, de observantia Sancti Benedicti Vallisoletani;* Salmanticæ, excudebat Joan. à Canova, 1567 (à la fin, 1565), in-8°.

« In nomine domini nostri Ihesu Christi incipit liber Missale tam dominicarum quam sanctorum totius anni secundum [*Auri*]ensis [Orense] ecclesie [*consuetudinem*]; (au Propre des saints) Incipit Missale in propriis festivitatibus sanctorum; (à la fin) Hoc opus missarum seu liber missale totius anni tam dominicarum quam sanctorum explicit ad laudem et gloriam omnipotentis Dei et eius genitricis Marie virginis, summa cum diligentia correctum et emendatum; impressum arte et expensis Gundisalui Roderici de la Passera et Johannis de Porres sociorum, cui finis datus Monti Regio, domino dompno Francisco de Cuniga dominante in eadem villa et comitatu, anno M.CCCC.XCIIII, tercio nonas(3) febroarii », in-fol. goth., 9-CCLXV ff. à 2 col. de 32 lig. Exempl. unique, qui a été revêtu d'une belle reliure après avoir été lavé; il manque un f. au canon (1). — *Missale secundum consuetudinem insignis*

---

(1) Ce précieux incunable, qui fait partie de la réserve, ne figurait pas dans les fiches du Catalogue. Il me fut signalé par un des conservateurs sous le nom de Missel de Monterey, qui est la traduction exacte du lieu de l'impression, *Monti Regio*, ou plutôt du lieu où l'impression fut terminée, car j'estime qu'elle fut commencée à Salamanque : le Bréviaire d'Orense y fut imprimé en 1501 (voir à Tolède), et Juan de Porres y exerçait son art en 1512 (voir plus haut, Brév. de Braga); on a plus d'un exemple d'une impression liturgique commencée dans une localité et achevée dans une autre. L'original n'offre aucune trace des parties suppléées entre crochets : [*Auri*] et [*consuetudinem*]. Comme Monterey est une petite ville de Galice à peu de distance d'Orense, je m'étais vite persuadé que le Missel devait appartenir à cette ville épiscopale. On trouvera la confirmation de cette conjecture dans : MUÑOZ DE LA CUEVA (Juan), *Noticias historicas de la santa iglesia cathedral de Orense* (1727), p. 62 ; MENDEZ (Franc.), *Typographia Española* (1796), p. 334 ; 2a edic. correg. (1861), pp. 162 et 315 ; DESCHAMPS, *Dict. de géogr.* (1870), c. 883. Cet exempl. a appartenu à Jose Gomez Sandiaz, abbé de Parada de Onteyro, au même diocèse d'Orense.

ecclesie Montis Aragonum; Cesarauguste, typis Petri Bernuz, 1559, in-4° goth. Montearagon était un monastère du
diocèse d'Huesca (Muñoz y Romero, *Diccion. bibliogr.-his-
tór. de España,* 1858, p. 194ᵃ). — *Missale secundum vsum
et consuetudinem sancte ecclesie Oxomensis* [Burgo de Os-
ma], recognitum necnon ad pristinum decorem redditum
auctumque per viros ecclesiasticarum ceremoniarum peritos, iussu d. d. Petri Acosta eiusdem ecclesie episcopi ;
Burgo Oxomensi, excudedat Didacus à Corduba, 1561, in-
fol. goth., fig. — *Missale secundum alme Pacensis* [Badajoz]
ecclesie consuetudinem; Hispali, Joannes Cromberger, 1529
oct. 15, in-fol., 12-ccxciii-1 ff. à col. de 35 lig. — *Missale Pallantinvm* [Palencia], iussu illustrissimi d. d. Christo-
phori Fernandez à Valtodano, episcopi Pallantini, Perniæ
comitis, secundo excussum; (Pallantiæ, Sebast. Martynez),
1568, in-4°, fig. Manquent les ff. 112, 213 et dernier. Autre
exempl. à Rome, à la Barberine. — *Miss... eccl. Placentine*
(voir à Séville) ; Venetiis, 1554, in-fol.— *Missale Rothoma-
gense* [Rouen]; Rothomagi, 1668, in-fol. — *Missale secundum ordinem primatis ecclesie Toletane,* elimatius quam antea, cui accessit ordo celebrandi missam cum officio diaconi
et subdiaconi, ac de vsu et distinctione coloris ornamento-
rum : omnia per viros in rebus ac ceremoniis ecclesiasticis
peritos ordinata ; (Compluti,) 1550, in-fol. goth., fig.— *Missale mixtvm secundvm ordinem almœ primatis ecclesiœ To-
letanœ,* nuper auctum et castigatum, cui accessit ordo celebrandi missam cum officio diaconi et subdiaconi; Lugduni
(non Toleti), excudebat Bartholomæus Frænus (non Pra-
deus), 1551 (à la fin, 1550), in-fol. Deux exempl. — *Missale
Toletanum;* in-4° goth. Deux exempl. imparfaits du titre et
du colophon. — *Missale secundum ritum et observantiam
ecclesie et diocesis Wormatiensis;* s. l. n. d., in-fol. goth.
Peut-être l'édition de 1522, dont M. Weale signale six
exempl.

Le lendemain (dimanche 4), grande fête en notre honneur
à Saint-Louis des Français. Le personnel dirigeant se
compose de deux Lazaristes : M. Tanoux, supérieur, et
M. Gaston Célarié, économe. A 9 h., un de nos confrères,

M. le chan. Graule, supérieur de la maîtrise d'Albi, chante la grand'messe, avec MM. Cavaillou et Durosoy, prêtres du diocèse de Montauban, pour diacre et sous-diacre. Toute la caravane et la colonie Française y assistent. Après l'Evangile, M. le chan. Pottier rappelle, avec la facilité et la distinction qui caractérisent son éloquence, les rapports qui unirent la France et l'Espagne au moyen âge : c'est un ermite de Rocamadour qui décida la victoire de las Navas de Tolosa; c'est un castillan, Dominique de Guzman, qui vint combattre les hérétiques Albigeois. Une agape fraternelle réunit ensuite tous les ecclésiastiques de la compagnie, augmentée en ce moment de M. Le Rebours, curé de la Madeleine, à Paris. Il continue ses recherches sur l'ordre des Carmes. L'année dernière, il avait l'heureuse fortune de dénicher dans les minutes d'un notaire d'Avila un récit circonstancié de la vie de saint Jean de la Croix; aujourd'hui, c'est, grâce à une inscription dissimulée aux regards, la salle où il célébra sa première messe qu'il vient de découvrir. Elle servira au troisième centenaire de sa mort, que les Carmes s'apprêtent à célébrer le 24 novembre prochain, et restera sans doute dès lors affectée au culte.

Nous quittons Madrid à 7 h. 05 du soir. Plus d'un arrêt serait nécessaire dans cette course à toute vapeur sur Saragosse. A Alcala de Henarès (le *Complutum* du moyen âge), patrie de Cervantes (1), nous aurions contemplé, dans la chapelle du collège de Saint-Ildephonse (ancienne et célèbre université), le tombeau du cardinal Ximenès de Cisneros; à Guadalajara, on aurait visité le palais des ducs de l'Infantado ; à Siguenza, la cathédrale gothique. Arrivés à Saragosse à 6 h. 08 du matin, nous descendons à l'hôtel des *Cuatro Naciones y Universo*. Les prêtres se rendent en hâte à Notre-Dame *del Pilar*, le sanctuaire le plus vénéré de l'Espagne. Nous baisons l'image miraculeuse et célébrons la messe à un autel latéral, celui de la sainte chapelle étant toujours retenu à l'avance. A 9 h. commence la visite

(1) Voir, dans *La Chevalerie* de Léon GAUTIER, la dédicace (1884), p. vij-xj.

archéologique de l'immense basilique (dont la première ·
pierre fut posée en 1681), sous la conduite du vice-consul
de France, D. Leon Alicante, qui en connaît les moindres
détails ; il partage la tâche de nous instruire avec le vénérable curé de la Seo, D. Antonio GIMENEZ, auteur d'un *Guia
practico de la catedral de Zaragoza*, dont l'autorité ecclésiastique n'a pas encore voulu permettre la publication, à
raison de certaines « indiscrétions ». Dans la sacristie je
note : *Officia propria sanctorum Hispanorum, regni Ara-
goniæ et diœcesis Cæsaraugustanæ* (Cæsar-Augustæ, 1764,
in-fol.); *Proprium sanctorum Hispanorum* (Matriti, 1781,
in-8°); et, à part, les offices du martyr saint Vincent, de
Beata Maria de Columna [del Pilar] et de la *Descensio
Beatæ Mariæ de Mercede* (Mechliniæ, 1889, in-8°). Nous
visitons ensuite la *Seo* (en limousin = *sede* en espagnol,
siège [épiscopal]) ou San Salvador, qui partage l'honneur de
cathédrale avec N.-D. del Pilar : le chapitre métropolitain
fait les offices six mois dans chacune à tour de rôle. On nous
montre l'endroit où l'inquisiteur saint Pierre d'Arbues fut
mortellement frappé par des Juifs le 17 sept. 1485. La Seo
conserve plusieurs souvenirs de l'antipape Benoît XIII. A
signaler dans le trésor : la croix gothique en or et pierreries,
sur laquelle le roi jurait d'observer les fueros d'Aragon ;
une *custodia* (tabernacle) en argent, de 1537 ; etc.

Après midi, M. Alicante veut bien me faire conduire au
Seminario sacerdotal. Les directeurs m'accompagnent à la
bibliothèque, dont le Catalogue a été renouvelé cette année-
ci ; malheureusement ses indications ne concordent pas
toujours avec les volumes liturgiques que je trouve en
place. J'indique même ceux qu'il m'était inutile de dé-
pouiller :

Breviarium eremitarum S. Augustini; Venetiis, 1730. —
Breviarium Carmelitarum; Antuerpiæ, 1685. — *Breviarium Cisterciensis ordinis*; (imparfait du titre et du colophon), in-8°, 334 ff. La correspondance des renvois pour
les hymnes mentionnées dans le *Repertorium* me permet
de constater que ce volume appartient à l'édition de Venise
du 31 mai 1494, dont la Biblioth. Nation. de Paris possède

un bel exemplaire sur vélin (2852).—*Breviarium Romanum ad usum ordinis S. Francisci*; Venetiis, 1745. — *Breviarium Gothicum secundum regulam beatissimi Isidori archiepiscopi Hispalensis*; Matriti, 1775, in-fol., 2 f.-xxviij p.-8 f.-450-ccclxiv-24 p. — *Breviarium fratrum Sancti Hieronymi*; Cæsaraugustæ, (1562?), in-8°, ?-cccccxx ff. Exempl. incomplet au commencement et à la fin; les bois sont identiques à ceux de l'édition suiv.—*Brev. Rom... fratrum Sʰ Hieron.* (voir à Madrid); Cesarauguste, 1562, in-8°. — *Breviarivm Pompelonense* [Pampelune] nvper confectvm, ac summa cvra recognitum; Lugduni, Mathias Bonhomme, 1551 maij 2, in-8°, 23-cccclxiiij ff. Cf. à Madrid. — Bréviaire du cardinal Quignonez.

Missale Cesaravgvstanvm. (A l'Avent) « Incipit ordo missalis secúndum consuetudinem metropolitane ecclesie Cesaraugustane; typis denique Petri Bernuz chalcographi diligentissimi excusum Cesarauguste, idibus augusti anno Domini 1552 », pet. in-fol., 22-ccxli-1 ff. à 2 col. Un exempl. a été offert à 300 fr. par le libraire Maisonneuve, de Paris. — *Missa Gothica...* (voir à Madrid, Acad. hist.); Angelop. 1770, in-4°.

Offices des Antonins; s. l. n. d. — *Proprium sanctorum Hispanorum, ad formam breviarii Carmelitici*; Antverpiæ, 1633, in-8°. — *Officia propria sanctorum Toletanæ ecclesiæ et diœcesis*; Antverpiæ, 1728, in-8°. — *Officia propria Ulyssiponensis* [Lisbonne] *ecclesiae et aliquot ss. Hispanorum*; Ulyssipone, 1605, in-8°.

Nous visitons encore la *Longa*, maison de ville et bourse, en style gothique, et la Tour penchée (*Torre nueva* ou *inclinata*), construite en 1504. Il semble bien que l'inclinaison, qui est de 2 mèt. 1/2 sur 84 de haut et 12,60 à la base, a été volontaire de la part de l'architecte: il aura cherché à imiter la tour penchée de Pise, bien que les monuments n'aient aucun rapport comme architecture (1). Faut-il ajouter à l'égard des habitants de Saragosse que, malgré le siège meurtrier de 1809, ils n'ont gardé aucune haine

_____

(1) Les journaux annoncent sa démolition urgente; elle semble donner un démenti à cette conjecture.

contre les Français : le souvenir seul de Napoléon Ier y est en exécration.

Nous partons de Saragosse le mardi 6 oct. à 6 h. 5o du matin et arrivons à la gare de **Lérida** à midi 1/2. Après le déjeuner nous aurions le temps de visiter l'ancienne cathédrale, transformée en caserne sous Philippe V ; mais il faut une permission de l'autorité militaire et nous avons omis de nous en munir. Force nous est de nous contenter d'examiner l'extérieur : c'est un beau spécimen d'architecture byzantino-gothique et arabe ; la première pierre en fut posée le 22 juillet 1203. La nouvelle cathédrale, construite sous Charles III, est un édifice d'ordre corinthien, qui n'est pas sans grandeur.

Nous reprenons le train à 2 h. 5o et arrivons le soir à **Tarragone;** notre gîte est à l'hôtel de Paris, près du port. Dans la matinée du lendemain (mercredi 7) nous visitons, sous la direction du vénérable conservateur, D. Buenav. Hernandez Sanahuja, le musée archéologique, l'un des plus intéressants d'Espagne : il a été exclusivement formé d'objets trouvés à Tarragone même ou dans ses environs et se rapportant aux époque romaine, arabe et du moyen âge. D'une statuette d'esclave en bronze on a refusé 10.000 fr.; une miniature de cascade en marbre attire fort notre attention. Une grosse bague en or porte, sur les pans coupés de l'extérieur, cette inscription : MACARI VIVAS REVERENTIO TVO, en beaux caractères du IIIe ou IVe siècle. Le président de la société archéologique de Tarragone, D. José S. Fabregas Domingo, veut bien me conduire à la bibliothèque municipale. Le conservateur, D. Ignacio Grau, me montre, non sans fierté, un exemplaire du plus ancien ouvrage imprimé à Tarragone (1484). En fait de liturgie il ne possède qu'un *Missale parvum, cum magna diligentia emendatum et correctum...*; Barchinone, per Johannem Rosembach, 15o9, ult. (31) octobris, in-8°, 10-clxxvj-12 ff. (il manque à l'exempl. les ff. j-cij). Mais Mendez a signalé depuis longtemps (1) un *Missale secundum consuetudinem*

----

(1) *Typographia Española* (1796), p. 369; 2ª edic. (1861), t. I, p. 178; HAIN, *Repert. bibliogr.* (1831), t. III, n° 11 433.

ecclesie Tarraconensis, à la fin duquel on lit : « Missale hoc
secundum usum sancte Tarraconensis ecclesie, Hispaniarum metropolis, impresum est Tarracone per Joannem
Rosembach Alemanum, perfectum xxvi. iunii anno salutis
chistiane M. CCCCXCIX, Gondisalvo de Heredia presule »,
in-fól. Au commencement de ce siècle, on en connaissait
deux exemplaires : l'un appartenait à un chanoine de la
cathédrale; l'autre, sur vélin, faisait partie des archives du
chapitre. Cette constatation faite, nous nous rendons à la
cathédrale, située au point culminant de la ville. Elle est
toute en style ogival, d'une grande sobriété d'ornements,
qui contraste avec ce que nous avons rencontré à peu près
partout. Commencée par l'archevêque saint Oldegaire
(précédemment abbé de Saint-Ruf d'Avignon) en 1120,
elle fut considérée comme terminée en 1282. Elle ne l'était
pas; elle ne l'a pas été depuis, malgré des additions postérieures. Son immense rosace, au-dessus du portique, montre que la façade est restée inachevée; les piliers massifs,
qui séparent les trois nefs, paraissent lourds à raison du
peu d'élévation de la voûte, que rend plus sensible encore
la hauteur double du transept (1). L'église est adossée
aux vieux murs cyclopéens et romains, dont il subsiste
d'importantes parties (2). Tandis qu'on parcourt la *capilla
mayor,* la *silleria* du chœur, la chapelle du *Corpus Christi,*
où repose le corps de Jacques Ier le Conquérant, parfaitement conservé dans un coffre de bois, je m'enquiers des
archives du chapitre. Elles sont, paraît-il, dans un grand
désordre; croyant sans doute satisfaire ma curiosité, on
me montre la salle et les armoires toutes neuves dans lesquelles on les installera prochainement. Je demande à voir
l'exemplaire du Missel de 1499 : personne n'en a entendu
parler. Comme compensation un jeune ecclésiastique, à

(1) Voir : *Guia para el interior de la catedral de Tarragona,
descripcion de las capillas, panteones, pinturas,* etc., por J. M. R.;
Tarragona, 1873, in-18°, 48 p.
(2) *Murallas de Tarragona, documentos dirigidos á evitar la ena-
genacion y destruccion de aquellos monumentos;* Tarragona, 1871,
gr. in-8°, 20 p., plan.

figure et conversation intelligentes, m'apporte, je ne sais d'où, une insigne rareté (le pendant du Missel) qui va m'occuper pendant deux heures : *Breviarium secundum consuetudinem sancte metropolis ecclesie Terraco*nensis; in-8°. Les 10 ff. prélimin. renferment le calendrier, etc.; le reste n'est point paginé, mais les cahiers sont marqués des signatures A-Y, a-m, v, aa; les caractères employés dans le cahier X sont plus grands que ceux du reste. A la fin : « Reverendissimus in Christo pater et dominus dom. Petrus de Urrea, miseratione divina patriarcha Alexandrinus et archiepiscopus alme sedis Terracone, in xxxx°. anno sui archiepiscopatus (1), videns in ecclesiis sue diocesis per suos subditos clericos diversa diverso calle celebrare (lire c-ri) officia et a sua alma metropoli ecclesia dissimilia esse, volens et ordinans quod subditi suum sequantur dominum et suam metropolim almam tam in officiis quam regulis et consuetudinibus, una cum suo venerabili capitulo decrevit et ordinavit unum fieri breviarium novum et noviter ordinatum ; ad cujus ordinationem tres suppositos sue sedis alme deputavit : venerabilem dominum Jacobum Campaner, canonicum, Michaelem Sisterer, comensalem, et Gabrielem Colom, beneficiatum, qui invocato auxilio divino, pro eis interveniente gloriosissima Tecla ductrice et patrona, dictum breviarium inceperunt decima die mensis septembris anno Domini M°CCCC°LXXXIIJ° et ad finem completum pervenerunt vicesima quarta die mensis decembris anno millesimo quadringintesimo octuagesimo quarto ». Cette intéressante souscription, que je considère comme celle de la copie ms., est muette sur le lieu et l'époque de l'impression; mais la *Chronique catalane* de Joseph BLANC, chanoine de Tarragone, dont un exemplaire se trouve aux archives du chapitre, est explicite sur le premier point. A l'article de Pierre d'Urrea elle mentionne ce Bré-

(1) Le cardinal Dominique Ram, prédécesseur de cet archevêque sur le siège de Tarragone, mourut à Rome le 25 avril 1445; il est à croire que Pierre d'Urrea prit possession avant cette date, car l'accord de l'année 1483 avec la 40° de son épiscopat, fait remonter celui-ci à 1443 ou 1444.

viaire et ajoute : « y lo feu estampar én Barcelona per Joan Rossembach ». Le même a donc imprimé Missel et Bréviaire ; mais l'apparition du dernier est-elle bien antérieure à la mort de l'archevêque (9 sept. 1489), comme on serait en droit de le conclure de la Chronique ? Je ne trouve pas que Rosembach ait imprimé à Barcelone avant 1493.

Le nom du célèbre archevêque de Tarragone, Antonin Augustino, ne pouvait manquer d'arriver dans la conversation. Sa constitution de 1581 « de reformatione ecclesiæ, quoad chorum et divinorum officiorum celebrationem » est encore en vigueur : elle a été réimprimée p. 35-43 du *Reglamento de apuntaduria y contaduria de coro de la santa metropolitana y primada iglesia de Tarragona,* publié en 1888 par l'archevêque actuel, D. Benito VILAMITJANA Y VILA (1). L'arancel (tarif) para las distribuciones corales (p. 27-33), en nous montrant l'église d'Espagne exactement régie d'après le droit canon (on en trouve bien d'autres preuves), permet d'apprécier la situation pécuniaire du clergé dans une cathédrale. Il n'y a qu'à reproduire, en la traduisant, la 1re table : Division des revenus (renta) assignés par le dernier Concordat aux membres (individuos) du clergé de la cathédrale de Tarragone :

	DOYEN		DIGNITÉS et chanoines d'office		chanoines de grâce		BÉNÉFICIÉS	
	fr.	c.	fr.	c.	fr.	c.	fr.	c.
Assignation annuelle...........	5000	»	4000	»	3500	»	2000	»
A diminuer pour habilitation ..	37	50	30	»	26	25	15	»
Net à percevoir	4962	50	3970	»	3473	75	1985	»
Tiers pour distributions	1654	16	1323	33	1157	91	661	66
Réserve pour augmentation les jours de fête.	350	59	283	08	245	41	143	36
Distributions quotidiennes.....	1303	57	1040	25	912	50	518	30
Montant de celles-ci par jour...	3	57	2	85	2	50	1	42

(1) Tarragona, 1888, in-8°, 46 p.

Les tables II-IV donnent les détails des sommes inscrites sous les 4ᵉ, 5ᵉ et 6ᵉ articles. En Espagne, le haut clergé est incontestablement fort instruit : tous, évêques et chanoines, parlent couramment le latin (on l'a vu au concile du Vatican) et même le français, d'autres langues peut-être. Les évêques se prévalent de leur titre de docteur avant toutes les autres distinctions ecclésiastiques et civiles dont ils sont honorés : « Nos el doctor...., arzobispo de... », tel est le début de leurs mandements. La mission par excellence de l'évêque est d'enseigner : « Attende tibi et doctrinæ », c'est la devise du métropolitain actuel de Tarragone. Dans ces conditions, les choix du gouvernement pour l'épiscopat portent sur des sujets qui n'ont pas besoin, comme en France, de solliciter de Rome une dispense de doctorat pour leur bulle de préconisation. Les prescriptions du concile de Trente au sujet des concours sont ponctuellement observées : j'ai remarqué, affichée sur les piliers de la métropole de Séville, une pancarte de l'archevêque et du doyen de Grenade, notifiant la vacance d'une dignité de leur cathédrale et invitant les concurrents à un jour déterminé. Comme en toutes choses, il y a ici le pour et le contre : les dignitaires ecclésiastiques deviennent un peu trop nomades. Le sont-ils moins là où les concours n'existent pas ? Le mieux est de conserver et de rétablir, le cas échéant, ce que l'Eglise universelle a institué. On ajoute que l'administration inférieure des paroisses laisse fort à désirer : comme cette appréciation émane de religieux, il faut sans doute en rabattre.

Revenons aux archives. Le même ecclésiastique qui a trouvé le Bréviaire incunable, me propose d'explorer les archives de l'archevêché, et me présente tout d'abord à Sa Grandeur, qui sympathise à ces recherches et les autorise très gracieusement. Je note d'abord un *Ordinarium sacramentorum secundum honorabilem consuetudinem Tarraconensis ecclesie, Hispaniarum metropolis* ; 1550, in-4°. J'ouvre ensuite avec précaution un registre en parchemin qui a souffert de l'humidité : c'est un beau *Cartulaire* de l'archevêché de Tarragone, du XIIIᵉ siècle, in-fol. de clxxxij ff., plein de bulles des papes et de chartes des rois d'Aragon. Les autres papiers modernes n'ont qu'un intérêt administratif.

Après midi, nous allons au *paseo de Santa Clara,* d'où on jouit d'une admirable vue de la Méditerranée. La municipalité y a élevé récemment, en face de la *rambla de San Juan,* une statue en bronze au chevalier français Roger de Lauria ; le socle est d'une grosseur disproportionnée. Avant de partir, je trouve diverses brochures envoyées par D. Fabregas Domingo : ce sont des mémoires communiqués à la sociedad arqueólogica Tarraconense par MM. Jaime Dachs y Sabatés, Enrique Franquet y Cortada, Antonio Mir Casases, Juan Baut. Pedrals y Arquès et Buenav. Hernandez Sanahuja. Nous quittons Tarragone à 3 h. 24. La campagne devient plus riante, les terres sont plus fécondes et mieux cultivées. Nous admirons en passant la tour de Vendrell, à trois étages superposés, et atteignons **Barcelone** à 7 h. 08. L'omnibus de la gare à l'hôtel d'Espagne nous fait traverser une partie de la Rambla, éclairée à l'électricité, et nous donne une idée sommaire des magnificences de cette ville, la seconde d'Espagne pour la population, la première pour le commerce et l'industrie. Le lendemain (jeudi 8), après nos messes dites à la cathédrale, nous allons, M. Pottier et moi, rendre visite à D. Manuel de Bofarull, directeur de l'*Archivio general de la corona de Aragon* : ce n'est pas que j'aie grand espoir de rien trouver d'intéressant dans ces archives pour le sujet qui m'occupe, mais elles rivalisent d'importance avec celles de Simancas ; malheureusement M. de Bofarull est absent et le dépôt confié à sa garde fermé. Nous revenons à la cathédrale à l'heure de l'office. Cette « basilica » prit, au IX⁰ siècle, le nom de sainte Eulalie, dont l'évêque Frodoin avait exhumé le corps de l'église Santa Maria del Mar (oct. 877) ; réédifiée au XI⁰, elle fut solennellement consacrée, sous le vocable de l'Invention de la s⁰ Croix et de s⁰ Eulalie, le 18 nov. 1058 ; l'église actuelle, en style ogival, date du XIII⁰ siècle : sa façade est restée inachevée. L'urne qui renferme les reliques de s⁰ Eulalie est dans une chapelle souterraine, au-dessous du maître autel, éclairée par le feu perpétuel de nombreuses lampes. La chapelle de San Olaguer n'est pas sans intérêt pour des Français: on' y voit derrière une glace, dans un tombeau de marbre et revêtu de ses ornements pontificaux, le corps de saint Oldegaire, qui, avant d'être élevé sur le siège métropolitain de Tarragone, avait été évêque de Barcelone, où il revint mourir le 6 mars 1137.

Un citadin, qui s'était spontanément offert à nous servir de cicerone, m'obtient de l'archiprêtre de la cathédrale l'entrée des archives du chapitre. L'archiviste, le chanoine D. Ribas, quitte le chœur pour m'y conduire, par l'escalier qui est à gauche de l'entrée de l'église. Nulle part en Espagne je n'ai trouvé des archives capitulaires aussi bien tenues et un accueil aussi empressé. J'entends encore un chanoine qui nous rejoignit après l'office: « Vous pouvez prendre tout ce qui est ici sans compliment (lire permission) et rester à travailler tant qu'il vous plaira ». En fait de manuscrits liturgiques, je ne trouve qu'un *Bréviaire* du xive siècle et un *Missel* du xve; le Bréviaire est sûrement spécial à la cathédrale, car il renferme trois hymnes « s⁰ Eulalie Barchinonensis ». J'avise ensuite un volume portant au dos le titre trompeur de *Missale Romanum* : en réalité c'est un Missel non signalé de Barcelone ; il est incomplet d'abord du titre, puis des ff. clxj-ccxxiiij, qui se retrouvent dans un autre exempl. dérelié, imparfait lui-même du commencement et de la fin. Je vais décrire ce précieux volume à l'aide d'un 3e exempl. absolument complet, sur vélin orné de nombreuses et riches miniatures, qui est conservé à la Generalidad. En titre : *Missale secundum usum alme sedis Sancte Crucis Barcinone*. A l'Avent: « Incipit Miss. sec. consuetudinem novam a. s. S. C. B. » Proses spéciales aux fêtes suiv.: S⁴ Trinitas, Nomen Jesu, Omnes discipuli D. N. J. C., Visitatio b. Marie, S. Gabriel. A la fin : « Explicit missale *secundum* ritum ecclesie Barcinon*ensis*. peroptime correctum et emendat*um* : cum multis missis votiuis. Jmp*ressum* Lugd*uni*. opera Bernardi Lescuyer calcographi disertissimi : expensis honest*orum* viror*um* Joannis Trinxer et Francisci Costa bibliopolar*um* eiusdem Barcinon*ensis* ciuitatis. anno domini. M. ccccxxj. die vero. xxix. Aprilis »;

4

in-folio, 9-ccclij ff. à 2 col. de 34 lig. Je trouve des hymnes
sur sᵉ Eulalie dans l'ouvrage de Ponsich y Camps (Ram. de),
*Vida, martyrio y grandezas de santa Eulalia, hija, patrona
y tutelar de la ciudad de Barcelona...*; Madrid, 1770, in-
4°, 10 f.-484 p. Il donne l'hymne n° 6627 de mon *Repert.*
comme ayant été « compuesto por Quirico obispo de Barcelona ». Signalons encore dans les mêmes archives : des
chartes originales roulées et attachées par siècles, depuis le
xiiiᵉ ; trois énormes *Cartulaires* originaux de l'évêché de
Barcelone, du xiiiᵉ siècle, solidement reliés avec fermoirs ;
des registres de copies modernes de bulles des papes et de
chartes des rois d'Aragon ; des inventaires, etc. ; une charte
(encadrée) d'indulgences accordée à Lyon, en 1244, par une
longue série de prélats, dont 16 sceaux sont encore pendants.

En redescendant dans la cathédrale, je suis accosté
par un carliste, qui m'offre de me présenter au cercle de
son parti, auquel sont encore affiliés 50.000 espagnols. En
quoi l'Espagne sera-t-elle plus heureuse avec don Carlos ?
Comme naguère le comte de Chambord, il fait au clergé
de séduisantes promesses. Arrivé au pouvoir, peut-être
à travers des flots de sang, pourra-t-il les tenir ? Que gagnent
les peuples aux révolutions tant par en haut que par en bas ?
En sortant, nous nous dirigeons avec M. Pottier vers
l'évêché, pour présenter nos respects à Sa Grandeur : Mgr.
est absent. Son secrétaire général assure n'avoir ni Bréviaire
ni Missel ancien, et m'engage à voir le Grand Séminaire :
ce sera pour l'après-midi. Nous poussons auparavant en
tramvia jusqu'au faubourg de Gracia et constatons de visu
les immenses développements que prend la ville. En revenant, nous rencontrons des Frères de la Doctrine chrétienne,
qui nous donnent des renseignements sur la situation de
leur institut en Espagne : à Barcelone seul ils ont huit
maisons. C'est grâce à trois PP. Maristes français que
j'arrive jusqu'au vice-recteur du Séminaire, superbe établissement de 600 élèves. La bibliothèque tout entière, cata-
logues compris, est enfermée dans des caisses, en attendant
l'achèvement des salles qui lui sont destinées. Malgré l'heure
tardive, mes compagnons insistent pour entrer à la biblio-

thèque de l'Université; le concierge me laisse même parcourir les fiches du Catalogue : rien.

A l'ouest de l'ancienne capitale de la Catalogne se trouve le monastère du Montserrat; son ascension est le pendant nécessaire et non moins attrayant d'une excursion à la Grande-Chartreuse : malheureusement elle demande deux jours, dont notre itinéraire ne comporte pas le sacrifice. Le vendredi 9 octobre sera le dernier de notre séjour en Espagne. Au départ de Barcelone on peut prendre indifféremment deux lignes ferrées : celle de l'intérieur ou celle du littoral; quelques-uns préfèrent la seconde, afin de jouir du magnifique coup d'œil qu'y offre le lever du soleil : une goutte de sang qui fait tache dans la mer. A Mataro, les Petits-Frères de Marie ont un établissement d'instruction primaire et secondaire en pleine prospérité. On rejoint le train de l'intérieur à Empalme. La seule station à noter ensuite est Girone, dont la cathédrale fut consacrée le 21 sept. 1038, en présence d'évêques Languedociens et Aragonais; l'édifice actuel, un des plus beaux de la Catalogne, date de la fin du xve siècle; on montre dans le trésor une *Bible* latine du xive s., qui a appartenu à notre roi Charles V (1); la bibliothèque publique renferme des manuscrits du viie siècle; aucun livre imprimé de la liturgie de Girone n'a été signalé. Port-Bou est la dernière station espagnole, Cerbère la première en France.

Elne a fait longtemps partie du comté de Roussillon; sa cathédrale, qu'on aperçoit sur la colline, est une remarquable production du xie siècle; le cloître, du xiie, n'est pas moins intéressant. Nous retrouverons ses monuments liturgiques à **Perpignan**, où son siège épiscopal fut tranféré en 1602. On y arrive à 1 h. 03. La société scientifique et littéraire, sous la direction de laquelle devait se faire la visite des monuments de la ville, fait défaut. A tout seigneur, tout honneur : Mgr Gaussail est à l'évêché. Sa Grandeur nous reçoit simplement. La cathédrale, à une

(1) L. DELISLE, *Cabinet des mss. de la biblioth. nation.* (1881), t. III, p. 336.

seule nef, fut commencée en 1324; le retable du maître-autel, en marbre blanc, est moderne, de facture espagnole. Le Vieux-Saint-Jean, tout à côté, est une construction romano-byzantine. En sortant, je rencontre l'archiprêtre, qui veut bien me guider au Grand Séminaire et me mettre en relations avec le professeur de dogme. Encore jeune, M. l'abbé Ph. Torreilles a déjà publié une excellente *Histoire du clergé dans le département des Pyrénées-Orientales pendant la Révolution française* (1); elle sera bientôt suivie de celle *du clergé Roussillonnais depuis l'annexion du Roussillon à la France jusqu'à la Révolution française (1660-1789)*: on le voit, l'auteur procède en remontant le cours des périodes. Nous causons de son ami, feu l'abbé G. M. TOURRET, qui publiait naguère dans les *Mémoires de la société des Antiquaires de France* une étude sur *Les anciens Missels du diocèse d'Elne* (2). Ce travail témoignait d'une certaine inexpérience; j'écrivis immédiatement à l'auteur pour me renseigner sur les proses de ces Missels: ma lettre fit retour avec la mention « décédé » ! Cette brochure ne mentionne qu'un seul Missel d'Elne, dont le Séminaire possède un exemplaire, malheureusement incomplet, qui paraît unique. Le feuillet de titre porte : *Missale secun|dum ritum eccle|sie Elnensis.* Au commencement du Propre du temps : « In nomine sancte et individue Trinitatis, Patris et Filii et Spiritus Sancti, incipit missale totius anni, tam dominicale quam sanctorale ». A la fin, comme colophon : « Missale hoc secundum consuetudinem alme sedis Elnensis, continens quicquid completum missale complecti valet, complectens etiam ea que episcopo conveniunt, cum benedictionibus crismatis, nuptiarum aliisque multis, et remedia contra pericula que in missa accidere possunt, plurima (3) elaboratum industria, fuit absolutum Barcinone per Joannem Rosembach, quarto augusti, anno

---

(1) Perpignan, 1890, in-8°, xx-620 p. Cf. *Polybiblion* (1891), LXI, 441-2.

(2) 5ᵉ sér. (1885), t. VI, p. 33-98; tiré à part, Paris, 1886, in-8°, 66 p.

(3) M. Tourret a lu à tort : « plurimum ».

a partu Virginis millesimo quingentesimo undecimo » (1511 août 4); au-dessous le monogramme de l'imprimeur. Cet in-folio comprend 12-clxxxx (manquent quelques feuillets refaits à la main en 14 ff. de parchemin)-LXXIIII-XX-XLV ff. à 2 col.

M. Torreilles me montre ensuite un fragment (ff. XIII-XX à 1 col. de 21 lig., signat. cc) d'un Sacramentaire d'Elne relié à la suite d'un petit Missel ms. du xve siècle. Il est dû au même imprimeur et antérieur de deux ans au Missel de 1511, comme le précise le colophon que je reproduis diplomatiquement : « Finit ordinarium sacramentorum secundum ritum ec|clesie cathedralis. Elnensis. nouicijs utilissi| mum cum multis additionibus : sacerdotibus ma|xime curatis necessariis : sicuti in tabula | patet. maxima cum diligencia correctum.Im-| pressumque arte et industria magistri Jo|annis. Rosembach Almani in inclita ciui|tate Barchinone. Anno domini Millesimo | quingentesimo nono. Die vero. xx. mensis. | Aprilis ». Au-dessous la même marque. Dans le même volume se trouve fortuitement inséré un feuillet de calendrier imprimé (novembre-décembre), dont la provenance n'a pu être déterminée (36 lig.).

M. le professeur a l'obligeance de m'accompagner à la bibliothèque de la ville. L'absence du conservateur m'est fatale, car son adjoint ne retrouvera qu'après mon départ le Missel d'Arles-sur-Tech (Arulensis), écrit peu après l'an 1157. Il a été suffisamment décrit par M. Tourret (1) et ne renferme probablement .pas de proses. Je n'en découvre aucune dans le splendide Missel de la confrérie des merciers et peintres de Perpignan, qui a figuré aux expositions de Paris de 1878 et 1888; à celle-ci on en aurait offert 50.000 fr. à la ville de Perpignan, qui a refusé de se dessaisir de ce merveilleux spécimen de calligraphie et d'enluminure Roussillonnaises. Les feuillets de cet in-folio sont au nombre de 514 (dcxiiij); trois sont actuellement en déficit (290 à 292) : deux (2) d'entre eux renfermaient des

(1) *Mémoires*, p. 35-44; tiré à part, p. 3-12.
(2) Je dis « deux » avec assurance, par comparaison avec d'autres

peintures à pleine page. Il reste 13 ff. encadrés, avec autant
de miniatures sous forme de lettres historiées : M. Tourret
en a fourni la description (1). Je me bornerai à donner
plus exactement le titre du Missel (f° viij ᵃ) : « Presens
Missale tocius anni factum ad laudem sanctissime Trinitatis
et ad honorem virginis Marie, et ad servicium beati Xρisto-
fori secundum usum Elnensis ecclesie, anno a Nativitate
Domini Mᵒ ccccLxxxxijᵒ, quod solutum fuit ab officiis mer-
ceriorum atque pictorum » ; et à donner un extrait de la
note finale (f° d ᶜ xiij ᵇ) : « Lo present Missall fou principiat de
scriure l'any de la Nativitat del Salvador nostre senyor Deu
Jhesu Xρist M. cccc.Lxxxx, de voluntat e consentiment de
tot lo consell del offici de merces et pintos de la present
vila de Perpinya... Lo quall fou scrit per mans de mossen Pere Oliva, prevere e beneficiat en la sglesia de Mossen
Sanct Johan Baptista de la present vila de Perpinya. Lo
qual missall fou accabat de scriure a xxij del mes de juny any
M.cccc.Lxxxxij... E compresses totes les partides... soma
tot lo cost de dit Missal la soma de Clxxix. llivres... Lo
quall Missall es stat faelment corregit iuxta lo missall del
altar maior ». La même bibliothèque conserve un autre
Missel, manuscrit sur parchemin, dont il suffira de trans-
crire la souscription finale : « Hoc manuale Missale secundum consuetudinem Romane ecclesie fecit describi reverendissimus pater et dominus dom. Hieronimus episcopus
Elnensis per me Iohannem de Candrelies, presbiterum,
natione Picardum, secundum ordinationem ipsius reveren-
dissimi dom. episcopi scriptum et completum die xijᵃ mensis madii anno Domini millesimo quadrigentesimo vicesimo
quarto » (12 mai 1424). L'évêque Jérôme d'Ochon mourut
le 16 nov. 1425.

  Ne quittons pas Perpignan sans rappeler que l'unique
édition connue du Bréviaire d'Elne y a été imprimée en
1500. L'exemplaire sur vélin de la bibliothèque Sainte-

Missels, où la scène du Crucifiement est distincte de la représentation de la S. Trinité : « de sede magestatis » est différent de
« lo Crucifixi ».

(1) *Mémoires*, p. 44-57 ; tiré à part, p. 12-25.

Geneviève est le seul qui ait été signalé : *Breviarium secundum consuetudinem Elnensis ecclesie*. Après le calendrier : « Incipit Breviarium secundum usum Elne, ad honorem sanctissime Trinitatis et beatissime virginis Marie, sanctissimarumque virginum ac martirum Eulalie et Julie. » A la fin : « ... Breviarium ad usum Elnensis ecclesie peroptime ordinatum ac diligenti cura castigatum... impressa sunt feliciter Perpiniani per Joannem Rosembach, Germanum de Handelberg, anno Incarnationis Dominice millesimo. CCCCC, pridie calendas novembris »; in-8° goth., 7-clxxix-lxxv-ccxviij-28 ff. à 2 col. de 35 lig.

L'arrêt est de trop courte durée à **Narbonne** pour me permettre de visiter la bibliothèque de la ville, qui conserve des missels locaux de 1572, 1658, 1707 et 1778. Elle ne possède pas le plus ancien : *Missale ad usum sancte Narbonensis ecclesie metropolitane;* Lugduni, impr. per Constantinum Fradin, 1528 jul. 30, in-fol. (exempl. à la B. N. de Paris et à Montpellier). M. Pottier me montra, le lendemain à **Montauban**, un bel exempl. de celui de 1658, aux armes de l'archevêque Le Goux de la Berchère : *Missale ecclesiæ sanctæ Narbonensis*, auctoritate ill. et rev... d. d. Claudii de Rebé, archiepiscopi et primatis Narbonensis, et ejusdem ecclesiæ capituli consensu editum ; (Narbonæ), G. Besse, 1658, in-fol., 646-cxv p.; avec Supplément publié par Mgr Le Goux de la Berchère en 1713, chez le même imprimeur, 38 p. Il possède aussi le *Missale Montalbanense*, ill. et rev... d.d. Annæ-Francisci-Victoris Le Tonnelier de Breteuil, episc. et dom. Montisalbanensis, auctoritate ac ven. ejusdem ecclesiæ capituli consensu editum, imprimé à Toulouse en 1773, in-fol. Je trouve encore à la cathédrale : *Messes propres des saincts de l'ordre de Notre-Dame du Mont-Carmel* (Paris, 1763, in-8°) et à l'évêché : *Proprium sanctorum ecclesiæ et diœcesis Cadurcensis* (Cadurci, 1734); *Officium peculiare et proprium festorum ecclesiæ et diœcesis Montis-Albani...*, jussu... d. Annei de Muroveterii (s. d., 1600/52 ; et Montalbani, 1660).

Une dépêche me rappelait précipitamment en Dauphiné. Je n'eus que le temps de répondre à une gracieuse invitation de Mgr Fiard, toujours plein d'accueil pour ses compatriotes, et de dire à mes aimables compagnons de route au revoir... en Allemagne ou ailleurs.

TABLES ALPHABÉTIQUES

(Toulouse — *to*, Burgos *b*, Escurial *e*, Tolède, *t*, Grenade *g*, Séville *s*, Madrid *m*, Saragosse *s*, Tarragone *ta*, Barcelone *ba*, Perpignan *p*, Narbonne *n*, Montauban *mo*.)

LITURGIES

Aix, *to;* Ambrosien, *e, s;* Antonins, *sa;* Arles-sur-Tech, *p;* Augustins, *m, sa;* Avila, *t;* Avranches, *m.* — Badajoz, *t, m;* Barcelone, *ba;* Bénédictins, *e, m;* Braga, *e, t, m;* Brescia, *e;* Burgo de Osma, *m;* Burgos, *b, t.* — Cahors, *mo;* Calahorra, *t;* Calzada, *t;* Carmes, *s, m, sa, mo;* Chartreux, *e, s;* Cîteaux, *s, sa;* Ciudad-Rodrigo, *t;* Compostelle, *t;* Conception, *m;* Cordoue, *t, s;* Coria, *t;* Cuença, *m.* — Dominicains, *b, e, s.* — Elne, *p;* Espagne, *g, sa;* Evora, *m.* — Franciscains, *t, sa.* — Gothique = Mozarabe; Grenade, *t.* — Huesca, *m.* — Jaca, *m;* Jaen, *t, m;* Jéronymites, *s, m, sa.* — Lebrija, *t;* Lérida, *t, m;* Lisbonne, *sa;* Lyon, *s.* — Majorque, *m;* Merci (N.-D. de la), *m;* Montauban, *mo;* Mont-Cassin, *s;* Montearagon, *m;* Mozarabe, *t, s, m, sa.* — Narbonne, *n, mo.* — Orense, *t, m.* — Palencia, *t, m;* Pampelune, *t, m, sa;* Paris, *to;* Perpignan, *p;* Placencia, *s, m.* — Quignonez, *sa.* — Rome, *e, g, p;* Rouen, *m.* — Saint-Cucufat, *m;* Saint-Irénée de Lyon, *to;* Saint-Jacques de l'Epée, *t, s;* Saint-Sernin, *to;* Salamanque, *t, m;* Saragosse, *t, m, sa;* Ségovie, *t; m;* Séville, *t, g, s;* Sexena, *m;* Siguenza, *t, m.* — Tarragone, *ta* Tolède, *e, t, m, sa;* Tortosa, *t, m;* Toulouse, *to.* — Valence, *t;* Valladolid, *b, e, m.* — Worms, *m.*

IMPRIMEURS

Bernuz (Petrus), à Saragosse, *m, sa.* — Bonhomme (Mathias), à Lyon, *(m), sa.* — Brocario (Joan. de), à Logroño, *t;* Brocarius, Brocc-s (Joan.), à Alcala, *t, m.* — Canova (Joan. a, de), à Salamanque, *t, m;* à Cuença, *m.* — Canto (Franc. a), à Coria, *t;* (Matth. et Franc.), à Medina del Campo, *t.* — Celada (Petrus), à Léon, *s.* — Coci, Cocci (Georg.), à Saragosse, *t, s, m.* — Corduba (Didac. à), à Burgo de Osma, *m.* — Cromberger, Cronb-r (Jacob.), à Séville, *t, s, m;* (Joannes), ibid., *t, m.* — Fradin (Constant.), à Lyon, *n;* (Petrus), ibid., *t, m.* — Frænus (Barthol.), à Lyon, *e, m.* — Gastius (Mathias), à Salamanque, *t.* — Giunta (Lucas de), à Venise, *t;* Giuntis (Lucas Anton. de), ibid., *m.* — Hagembach, Haghe-h (Petrus), à Tolède, *t, m.* — Harsy (Dionys. de), à Lyon, *m;* Herseus (Dyon.), ibid., *t, m.* — Junte (Joan.), à Salamanque, *m.* — Kleblat (Steph.), à Toulouse, *to.* — [Lanzalao] (Stanisl.), à Séville, *b.* — Leo (Joan. de), à Léon, *t.* — Lescuyer (Bernard.), à Lyon, *ba.* — Lierri (Nicol.), à Valladolid, *m.* — Martinez (Sebast.), à Siguenza, *t, (m);* Martynez (Seb.), à Palencia, *m.* — Passera (Joan. Rodericus de la), à Monterey, *m.* — Porres (Joan. de), à Salamanque, *m;* à Monterey, *m.* — Portonariis (Andreas de), à Salamanque, *t.* — Rolletius (Philib.), à Lyon, *t.* — Romanus (Franc.), à Valence, *t.* — Rosembach (Joan.), à Tarragone, *ta;* à Barcelone, *ta, p;* à Perpignan, *p.* — Rotorigius (Ludov.), à Lisbonne, *m.* — Spinelli (Andr. et Jacob.), à Venise, *s, m.* — Stratius (Joan.), à Lyon, *m.* — Turri (Gregor. de), à Séville, *s.* — Ungut (Meinard.), à Séville, *b.* — Varela (Joan.), à Séville, *s.*

Lyon. Imprimerie Emmanuel VITTE, rue Condé, 30,

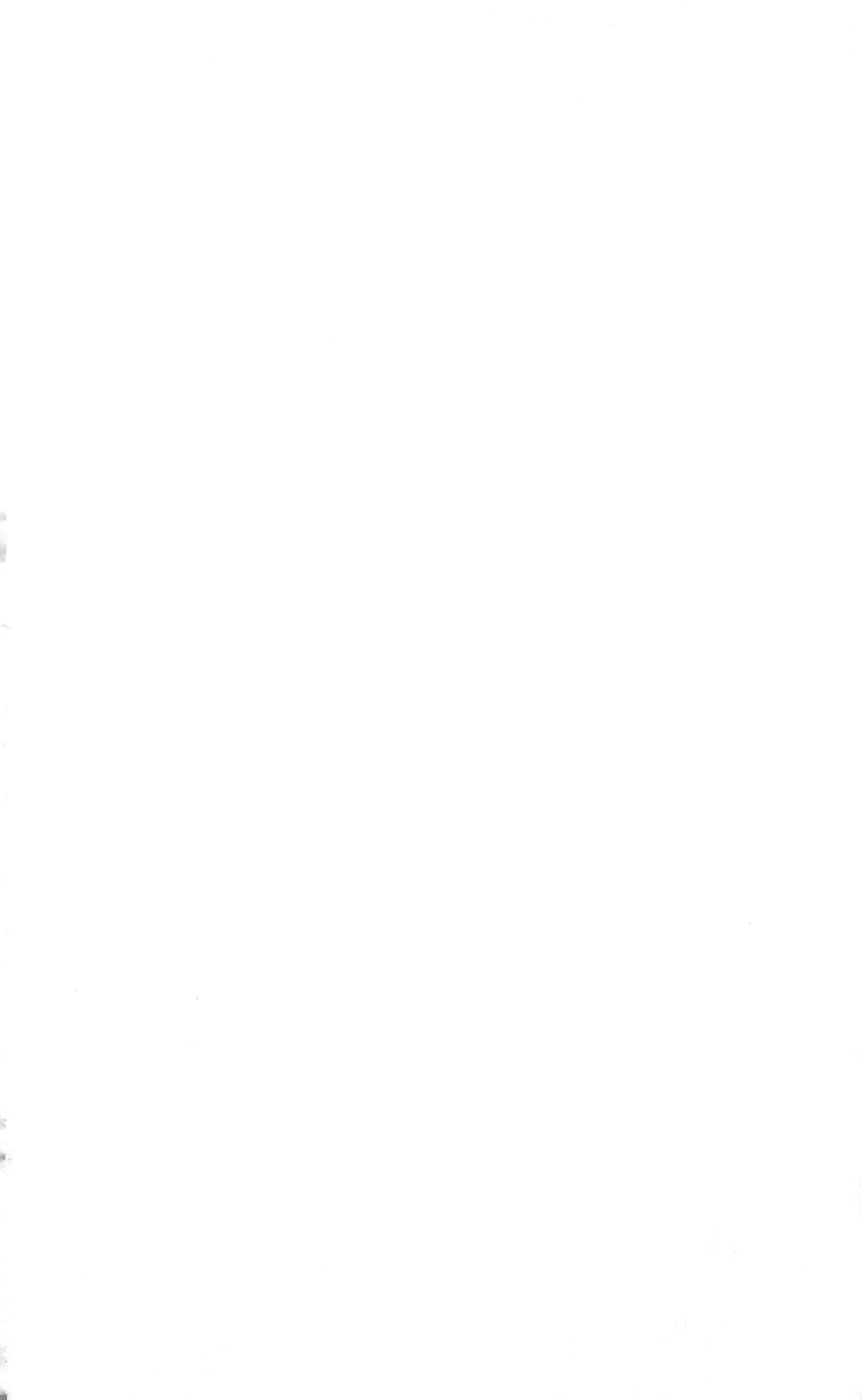